AF403280

RECHERCHES

SUR L'EMPLOI

D'UN NOUVEAU PROCÉDÉ DE SUTURE.

1844

RECHERCHES

SUR L'EMPLOI

D'UN NOUVEAU PROCÉDÉ DE SUTURE

CONTRE LES DIVISIONS DE L'INTESTIN

ET SUR LA POSSIBILITÉ DE L'ADOSSEMENT DE CET ORGANE
AVEC LUI-MÊME DANS CERTAINES BLESSURES ;

PAR

J.-A. GÉLY (DE NANTES),
Docteur-médecin.

———

*Consilio manuque....... Et refellere
sine pertinaciâ et refelli sine iracun-
diâ parati sumus.*

État de la science sur ce point. (1)

Le traitement des divisions de l'intestin a été de nos
jours l'objet de quelques travaux d'un grand intérêt, et
cependant, si l'on compare les progrès accomplis dans

(1) Ce travail, adressé à l'Académie royale de Médecine le 21
juin 1842, a été renvoyé à une commission composée de MM.
Baffos et Jobert.

presque toutes les branches de la chirurgie, à ce qui a été fait de véritablement utile sur ce point, on ne tarde pas à s'apercevoir que cette question est loin d'avoir marché du même pas que beaucoup d'autres. On trouve sans doute dans la rareté et dans l'excessive gravité des faits de ce genre la raison de cette indifférence. Mais ces deux conditions, quelque prépondérantes qu'elles soient d'ailleurs, ne doivent point faire oublier les exemples de guérison assez nombreux qui démontrent l'heureuse tendance de la nature, quand elle n'est point entravée par des circonstances trop défavorables. Tous les efforts du chirurgien doivent donc tendre à neutraliser ces circonstances fâcheuses, qui ne sont, en définitive, que des complications accidentelles, mais trop souvent funestes, des divisions intestinales.

La thérapeutique chirurgicale est-elle parvenue à atteindre ce but? Nous ne le pensons pas. Peut-être même serait-il permis de dire que les moyens mécaniques mis en usage pour réunir l'intestin divisé, sont en général inefficaces et dangereux.

Ils nous paraissent inefficaces en ce qu'ils ne maintiennent point convenablement en contact les surfaces entre lesquelles on veut déterminer une adhérence.

Dangereux en ce qu'ils exposent à l'épanchement des matières, et en ce que, nécessitant la présence d'un corps étranger dans la plaie extérieure, ils s'opposent à sa fermeture immédiate et permettent l'entrée de l'air.

Nous allons successivement examiner à ce point de vue les divers procédés mis en usage à différentes époques.

Pour mettre de l'ordre dans cette étude, nous les considèrerons successivement par rapport à chacune des méthodes générales de traitement qui peuvent être mises en usage. C'est la seule marche véritablement utile dans l'exposé des notions de médecine opératoire, et c'est encore celle qui permet le mieux de tracer l'histoire des progrès de la thérapeutique chirurgicale par rapport à l'entéroraphie.

Tout ce qui va suivre se rapporte exclusivement aux plaies simples, les pertes de substances qui succèdent à la gangrène et celles qui sont la suite des plaies d'armes à feu devant être examinées plus tard. Nous terminerons par l'exposé de nos expériences sur les animaux.

Plaies simples.

L'entéroraphie compte trois méthodes générales et un grand nombre de procédés qui se groupent diversement autour de chacune d'elles.

La première méthode générale est celle des anciens. Elle consiste à mettre en contact les deux surfaces saignantes, de manière à obtenir leur réunion par le mécanisme qui préside à la guérison de toutes les plaies qui ne suppurent pas. Nous ne savons pas, d'une manière précise, à quelle époque et par quelles mains elle fut appliquée pour la première fois sur l'homme vivant, mais son emploi dut se présenter naturellement à l'esprit comme simple extension de la méthode générale de traitement des plaies simples qui réclament la suture.

La seconde méthode, plus récente que la première, met en contact permanent la surface péritonéale du bout supérieur avec la surface muqueuse du bout inférieur, au moyen de l'invagination du premier dans le second. Elle porte le nom de Randhor, son inventeur, et n'a été appliquée qu'aux plaies complètes.

La troisième méthode, dont la découverte appartient à M. Jobert, est toute moderne et doit être appelée méthode par adossement des séreuses.

Il importe maintenant d'établir la valeur différentielle des trois méthodes de traitement, qui ont été successivement préconisées, et des procédés qui s'y rattachent.

La méthode ancienne, en affrontant les surfaces saignantes, pouvait certainement procurer leur agglutination; cependant elle présente des inconvénients qui n'ont dû échapper à aucun chirurgien. Le peu d'épaisseur des lèvres de la plaie, leur enroulement en dehors, le contact du courant des matières liquides, qui tend à se faire jour par la plaie, sont autant de circonstances défavorables, surtout dans les plaies complètes. D'un autre côté, les procédés mis en usage pour appliquer cette méthode, ne contribuèrent pas à diminuer ses inconvénients.

La suture simple ou entrecoupée, ordinairement soutenue par un tube solide introduit dans chacun des bouts de l'intestin, est à la fois le plus ancien procédé mis en usage contre les plaies intestinales et celui que les chirurgiens ont reproduit le plus souvent avec des modifications nouvelles. Préconisé par les quatre maîtres dont il porte le nom, par Rogier et Théodore, blâmé par Guillaume de Salicet et Guy de Chauliac, ce procédé tomba bientôt dans un tel oubli, que Duverger, qui le reproduisit au commencement du siècle dernier, crut en être l'inventeur. Une canule de Sambuc, une carte roulée, une trachée-artère, furent successivement introduites dans l'intestin pour faciliter la suture. Mais, en établissant des préceptes à cet égard, il ne paraît pas que les anciens aient eu en vue les plaies complètes, qu'ils regardaient comme mortelles. De nos jours, Scarpa, Sabatier, Desault et Chopart ont apporté quelques modifications à son manuel.

Au premier abord, on pouvait considérer comme condition propre à ce dernier procédé le libre passage des matières à travers le tuyau central sur lequel l'intestin se resserre avec assez d'énergie pour s'opposer à tout épanchement. Mais l'expérience a prouvé et la réflexion fait facilement comprendre que les choses ne se passent point constamment ainsi : le tube central se ramollit et s'affaisse, et, dans cet état, constitue souvent un obstacle à la circulation des matières. Aussi quelques chirurgiens, Cooper, Travers, rejetant tous corps étrangers, se bornent-ils à la suture simple. Cooper, qui dit l'avoir employée plusieurs fois, ne cite cependant que des expériences sur les animaux. Elle paraît aujourd'hui complétement abandonnée et mérite de l'être, surtout pour les plaies complètes. Cependant les expériences de Cooper ont établi qu'une plaie complète de l'intestin peut guérir, chez les chiens, sans autre moyen de réunion que trois ou quatre points de suture. Ce fait prouve que plusieurs conditions anatomiques s'opposent, jusqu'à un certain point, à l'issue des matières intestinales. Parmi ces conditions, il faut sans doute citer la contraction des plans charnus et le renversement des bords de la plaie qui en est la suite. Mais ce phénomène, si constant d'ailleurs, est précisément celui qui s'oppose à une réunion immédiate des surfaces saignantes, et c'est en le considérant d'une manière exclusive que M. Jobert a pu dire « que jamais peut-être on n'avait obtenu la guérison par cette méthode de réunion. » Les expériences de Cooper, citées plus haut, prouvent cependant que cette assertion est trop absolue. On peut admettre , d'après ce qu'elles ont établi, que la consolidation s'opère alors fréquemment à l'aide de l'adhérence des deux bouts de l'intestin avec les parties voisines, c'est-à-dire à l'aide d'une espèce de virole extérieure formée par l'épiploon, la paroi abdominale ou d'autres portions d'intestin.

Les inconvénients de ces procédés sont faciles à saisir. La réunion ne se ferait certainement pas toujours dans l'intervalle des points de suture. La chute des fils pourrait donner lieu à des ulcérations dangereuses ; car, bien qu'on ait démontré (1) qu'ils peuvent être dirigés vers la cavité de l'intestin et qu'ils peuvent même séjourner pendant longtemps dans ses parois sans déterminer d'accident., on ne peut douter que le contraire ne soit à craindre.

Suture à surjet ou spiroïde. — Suture à points passés.

La suture en surjet, proposée par Guy de Chauliac , et la suture à points passés, mise en usage par Bertrandi, avaient l'avantage de fermer, bien plus exactement que la précédente , l'ouverture de l'intestin ; mais la première

(1) Cooper, Exp. cit.

rachetait cet avantage, dans les plaies étendues, par la multiplicité des piqûres, par l'impossibilité de retirer le fil, par les dangers qui pouvaient accompagner sa présence et sa chute. Il faut, par contre, reconnaître que la suture à points passés avait sur la précédente une véritable supériorité sous tous les rapports. Malgré leurs défauts, ces deux espèces de suture étaient généralement mises en usage, mais seulement contre les plaies incomplètes. De nos jours encore, Béclard a proposé une modification à la suture à points passés, dans le but de faire disparaître la difficulté de l'enlèvement des fils, tandis que M. Velpeau préconise la suture spiroïde, combinée avec le mode de renversement de M. Lembert. C'est également à ce procédé que Dupuytren s'était arrêté en dernier lieu (1).

Suture à anse de Ledran. — Procédé de Palfin. — Procédé de Raybard. — Procédé de Lapeyronie.

Dans beaucoup de procédés qui se rattachent, jusqu'à un certain point, à ceux que nous venons d'indiquer, on avait évité les dangers résultants de la persistance et de la chute des fils, en les remplaçant, pour ainsi dire, par ceux qui découlent de l'accès de l'air par la plaie de l'abdomen, maintenue ouverte, et de la présence temporaire des fils qui doivent traverser cette plaie. Ainsi les conditions les plus fâcheuses qui pèsent sur les blessés n'avaient pas été neutralisées. Tels sont la suture à anse de Ledran, le procédé de Palfin, dont

(1) *Traité des plaies*, t. I, p. 184.

celui de M. Raybard n'est qu'une variété, la modification proposée par Béclard pour la suture à points passés, et la méthode qui consiste à passer un fil dans le mésentère, que l'on rapporte à Lapeyronie. Du reste, dans toutes ces méthodes, qui ne sont applicables qu'aux plaies incomplètes, il est douteux que la guérison fût exclusivement la suite de l'agglutination des bords de la plaie. Il est plus probable qu'elle était en partie effectuée à l'aide de l'adossement de l'intestin à la paroi abdominale. En maintenant l'intestin divisé derrière la plaie extérieure, toutes ces méthodes ont, en effet, l'avantage de provoquer des adhérences entre ces deux surfaces et de s'opposer ainsi à l'accès de l'air, tout en donnant un point d'appui aux lèvres de la plaie. C'est à cette heureuse disposition qu'il faut rapporter l'absence d'accidents graves, de même que c'est elle qui, dans le cas de non-agglutination, prévient les dangers de l'épanchement en assurant l'issue des matières au-dehors.

Méthode de Randhor.

Randhor, cherchant à mieux remplir les indications que présente le traitement des plaies complètes, tenta l'invagination du bout supérieur dans l'inférieur chez une femme atteinte de hernie avec gangrène. L'heureux succès qui suivit cette tentative dut faire concevoir de grandes espérances aux chirurgiens du temps, et cependant, bien qu'elle ait été tentée un certain nombre de fois depuis, cette méthode n'a pas donné plus de succès que celle des anciens.

Cette méthode offre de véritables garanties contre l'é-

panchement, mais on peut lui reprocher quelques inconvénients graves. Ainsi elle nécessite l'incision du mésentère, et expose, par conséquent, à une hémorrhagie.
Elle exige la distinction du bout inférieur d'avec le supérieur, ce qui n'est pas toujours facile et ce qui peut
être presque impossible, si ce n'est au bout d'un temps
assez long. Enfin cette invagination est d'une exécution
si difficile, même dans le cas de plaie, que Cooper déclare (1), d'après ses expériences sur les animaux vivants, qu'elle est manifestement impraticable. Boyer, qui
la préconise, ne dissimule pas qu'elle présente de
grandes difficultés dans son exécution (2). « Les expé-
» riences faites sur les animaux vivants, dit-il, ont pres-
» que toujours présenté des difficultés insurmontables,
» ou des résultats fâcheux ; et depuis que ce procédé a été
» pratiqué par Randhor, on n'a point obtenu un second
» succès sur l'homme. » Ajoutons que Boyer, qui l'a pratiquée une fois, perdit son malade, et que, dans un
autre cas, il ne put la terminer.

Cependant beaucoup d'autres observateurs, parmi lesquels il faut citer M. Raybard, sont parvenus à l'effectuer malgré les sérieuses difficultés qu'elle présente, et
qu'on n'apprécie bien que lorsqu'on a répété soi-même
ces expériences. Enfin MM. Lavielle, Chemery-Havé et
Schmidt ont rapporté chacun un cas de succès par cette
méthode. On a encore reproché au procédé de Randhor
de mettre en contact des surfaces hétérogènes qui n'au-

(1) P. 265.
(2) P. 472, t. VII.

raient pas toujours contracté adhérence au moment de la chute des fils.

Toutefois les faits déjà connus et les expériences récentes de M. Raybard ne permettent pas d'attacher à cette objection une importance absolue. Si l'adhérence ne se fait pas entre les surfaces hétérogènes, toujours est-il qu'elle s'opère entre d'autres parties, ainsi que tendait déjà à le démontrer l'état des parties chez le sujet guéri par le procédé de Randhor (1).

Méthode de M. Jobert, qui constitue réellement une méthode générale.

On peut dire que les deux méthodes précédemment indiquées ont été frappées d'une sorte de réprobation depuis que M. Jobert, appliquant à l'entéroraphie les idées générales émises par Bichat et M. Richerand, a démontré que, pour arriver promptement et facilement à la guérison, il fallait adosser les séreuses en renversant les lèvres de la plaie en dedans. Les recherches de cet habile chirurgien marquent le premier, le plus important progrès que l'on puisse citer dans l'histoire de l'entéroraphie. Elles durent à leur incontestable utilité d'être admises avec une grande faveur dès leur apparition. Le travail de la réunion et de la consolidation, étudié sur les animaux soumis aux expériences, fut trouvé complet au bout de 12 jours. « A cette époque (2), on n'observait plus à l'extérieur qu'une trace linéaire

(1) Boyer.
(2) Jobert, t. I, p. 92.

comme indice de la réunion. Dans les 18 premières heures, on rencontrait déjà une fausse membrane, une couche de lymphe plastique, molle, gluante, facile à déchirer, passant d'un bout à l'autre de l'intestin. Chez une femme qui périt par hémorrhagie à cette époque, on trouva un état analogue. » Dans nos expériences, nous avons trouvé une agglutination assez résistante au bout de 36 heures.

Il est donc évident que l'adossement des séreuses doit être la première condition à réaliser dans la thérapeutique des plaies intestinales, pour arriver à une prompte guérison. C'est là la seule *méthode* de traitement qui leur soit applicable aujourd'hui.

Reste à examiner quels sont les moyens proposés pour y parvenir, c'est-à-dire à quel procédé il faut avoir recours pour faire l'application de la méthode générale.

Plaies incomplètes.

Pour les plaies incomplètes, M. Jobert a proposé le procédé suivant. L'aiguille est enfoncée dans une des lèvres de la plaie, à cinq lignes environ de la solution de continuité, et vient ensuite sortir à une ligne ; en agissant sur l'autre lèvre de la même manière, on parvient facilement à renverser les bords et à mettre la séreuse en contact en nouant ou en tordant les fils (1). Dans un premier essai de cette méthode, M. Cloquet fit un nœud, coupa les fils au ras de l'intestin, et réduisit. Le malade guérit. Cependant M. Jobert préconise de préférence la

(1) Jobert, t. I, p. 82.

suture à anse de Ledran, qui permet de retirer les fils avant qu'ils aient coupé l'intestin. On retrouve dans ce procédé ingénieux diverses conditions avantageuses à la guérison : d'abord, comme dans toutes les méthodes qui nécessitent la présence des fils dans la plaie extérieure, l'adossement et l'adhérence de l'intestin à la paroi abdominale ; puis, comme moyen d'agglutination spécial et tout nouveau, le renversement des lèvres de la plaie du côté de la cavité intestinale. Cette dernière condition n'est cependant point rigoureusement indispensable dans les plaies peu étendues. Ceci est démontré d'abord par les succès des anciens procédés, ensuite par la pratique même de M. Jobert, qui préfère souvent oblitérer la plaie par un simple bouchon épiploïque, quand cela est possible. Ce moyen, déjà mis en usage par Pipelet et Pouteau (1), est en effet subordonné aux circonstances spéciales de la blessure, et ne peut être considéré que comme une méthode exceptionnelle. Ajoutons, pour terminer ces remarques, que la suture à anse que M. Jobert préfère à toute autre, mérite le reproche de maintenir un corps étranger dans la plaie et de favoriser l'accès de l'air dans le péritoine.

Pour les plaies qui dépassent la moitié de la circonférence de l'intestin, pour celles enfin qui atteignent quatre centimètres (18 lignes), quelle que soit d'ailleurs leur direction, les inconvénients attachés à la suture à anse deviennent en quelque sorte plus manifestes, parce que la nécessité de maintenir rapprochés les bords de la

(1) J., t. I, p. 78.

plaie forçant alors de multiplier les fils, tend à augmenter les fâcheuses conditions qui résultent de la présence d'un corps étranger, et de l'accès de l'air dans le péritoine.

Plaies complètes.

Dans les plaies complètes, M. Jobert, appliquant toujours les mêmes principes, renverse l'extrémité du bout inférieur en dedans, y invagine le bout supérieur, et maintient les parties en passant à travers trois ou quatre anses de fil dont les chefs sont tordus et fixés dans la plaie. Mais si l'invagination pure et simple est déjà très-difficile, que sera-ce lorsque cette invagination devra être précédée de renversement? A moins d'avoir expérimenté soi-même, il est difficile de se faire une idée des difficultés d'une pareille manœuvre. L'incision du mésentère qu'elle nécessite peut encore être la source d'une hémorrhagie dangereuse. De plus, l'on rencontre encore ici la nécessité de distinguer quelle est celle des deux portions du tube qui doit être invaginée dans l'autre, ce qui n'est facile que dans le cas de hernie. Cette distinction est cependant indispensable, car, suivant M. Jobert, si l'on introduit le bout inférieur dans le supérieur, il survient un renversement de la valvule, l'oblitération du conduit et la mort par inanition. C'est ce qui arriva chez un chien soumis à cette expérience (1). Se rappelant d'autre part ce fait bien constaté par tous les expérimentateurs modernes, que l'adhérence des parties voisines (épiploon, mésentère, anses intestinales)

______

(1) Jobert, t. I, p. 87.

est un fait aussi inévitable qu'utile pour la consolidation des parties réunies, on se demande si la présence
des fils qui contournent l'intestin ne nuit pas à l'établissement de ces adhérences, si elle ne tend pas à faire
propager l'inflammation ou à modifier son caractère, de
manière à remplacer la sécrétion albumineuse par une
exhalation purulente. D'un autre côté, peut-on accorder
une confiance absolue au mode de suture préconisé par
M. Jobert, pour maintenir les parties dans ce rapport
d'emboîtement forcé et pour prévenir leur séparation. Les
expériences de M. Velpeau tendent à établir son insuffisance; pour lever les doutes à cet égard, il aurait été
nécessaire que M. Jobert donnât plus de détails circon-
stanciés sur les siennes.

Procédé de M. Denans.

M. Denans, de Marseille, qui partage avec M. Jobert
l'honneur d'avoir proclamé et expérimenté le principe de
l'adossement des séreuses, emploie, pour cette espèce de
plaie, un système d'anneaux qui met parfaitement en
garde contre l'épanchement, mais qui présente des inconvénients spéciaux résultant de l'action de ces corps
étrangers sur les parties pendant le travail de l'inflammation adhésive, et de la difficulté qu'ils pourraient éprou-
ver plus tard à parcourir l'intestin. Malgré le succès
obtenu sur les animaux par l'auteur et par M. Guersent
fils, à l'aide de ce procédé, il ne paraît point appelé à
devenir l'objet de la prédilection des chirurgiens. On
peut à cet égard poser en principe, contrairement à l'o-
pinion de M. Denans, que la thérapeutique des plaies

intestinales ne saurait être basée sur un instrument spécial. Le *praticien doit trouver partout et sur le moment
même les moyens de remédier à une affection qui n'admet aucun retard.* Le procédé de M. Denans n'a point les
caractères d'un procédé général, tant à cause de la nature des matériaux qu'il exige , que parce qu'il s'applique
exclusivement aux plaies complètes.

Procédé de M. Lembert.

M. Lembert voulut perfectionner la méthode de M.
Jobert en renonçant à l'invagination dans les plaies complètes. Au lieu d'opérer, comme ce dernier , une duplicature , un renversement complet du bout inférieur, il infléchit à peu près à angle droit le bord saignant de chacun des intestins, et les maintient ainsi en contact par
quelques points de suture simple dont les chefs ont été
conduits obliquement à travers l'épaisseur des parois ,
de manière à ne pas perforer la muqueuse. Les deux extrémités de l'intestin divisé se trouvent ainsi réunies
de la même manière que les lèvres d'une plaie incomplète. L'inflexion de chacune des lèvres de la plaie ne
dépassant pas l'angle droit, constitue un demi-renversement, par rapport à celui qu'opérait M. Jobert pour le
bout inférieur. Ce mode d'adossement des séreuses, qui
est aussi produit par le procédé de M. Denans, est à la
fois plus simple et plus facile à exécuter, et aussi propre
à déterminer l'adhérence que celui dont M. Jobert faisait
usage. On peut le regarder comme une modification ca-
pitale apportée à la méthode de ce chirurgien, et c'est
là , à notre avis, le point fondamental du procédé de M.

2

Lembert; c'est ce qui lui a valu l'assentiment général,
et ce qui l'a fait préférer, par beaucoup de chirurgiens,
à la méthode dont il était dérivé. Toute modification ultérieure des procédés d'entéroraphie devra sans doute
prendre ce principe pour point de départ. Mais le genre
de suture mis en usage par M. Lembert, était-il réellement supérieur à celui de M. Jobert, remplissait-il convenablement toutes les conditions désirables ? Il nous
semble bien évident qu'on ne peut répondre à ces deux
questions que par la négative, malgré les éloges exagérés
dont ce procédé a été l'objet. M. Jobert, qui avait employé dans ses premières expériences la suture entre-
coupée, n'avait pas tardé à en constater tous les inconvénients, et l'avait définitivement rejetée. Il avait parfaitement saisi qu'elle ne peut être efficace qu'à la condition d'être multipliée, et qu'alors elle devient de plus en
plus dangereuse (1).

On peut reprocher avec raison au procédé de M. Lembert, de fermer très-incomplétement la solution de continuité. Il est même bien inférieur, sous ce rapport, à la
suture à anse placée parallèlement à la plaie, telle que
l'emploie M. Jobert (2). Aussi, dans plusieurs essais ten-
tés par M. Velpeau, la réunion ne se fit pas dans l'intervalle de quelques points de suture où il existait des ouvertures fistuleuses. Si, pour éviter cet inconvénient,
on multiplie les points de suture, on voit augmenter
beaucoup les dangers attachés à leur présence comme

(1) Jobert, t. I, p. 92.
(2) T. I, p. 90.

corps étrangers. Il importe de remarquer que la chute des fils dans la cavité intestinale est à peu près impossible, quand on a évité de traverser la muqueuse. Ils doivent être absorbés ou séquestrés en place, et peuvent donner lieu à l'inflammation du péritoine. Chez un malade opéré par Dieffenbach, et qui mourut au bout de quelques semaines, deux points de suture étaient encore en suppuration.

Tous ces inconvénients sont tellement manifestes, que personne encore n'a osé préconiser ce procédé d'une manière absolue. C'est ce qui explique pourquoi certains chirurgiens préfèrent les anneaux de M. Denans, et pourquoi M. Velpeau veut substituer à la suture entre-coupée la suture en surjet. Ce dernier parti mettrait bien certainement à l'abri des dangers de l'épanchement primitif, mais on se demande ce qui arriverait au moment où le fil contourné en spirale couperait toutes les parties qu'il enserre, et si ce genre de suture n'expose pas plus que tout autre aux perforations consécutives. La suture spiroïde ne nous paraît pas exempte, sous ce rapport, de graves dangers.

Procédé de M. Baudens.

M. Baudens modifie à son tour, de la manière suivante, le procédé de M. Denans; au lieu d'avoir trois viroles, il n'en a besoin que d'une seule et d'un anneau de gomme élastique. La virole est concave sur son dos, et présente ainsi un sillon destiné à recevoir l'anneau élastique. « Voici, dit M. Baudens (1), comment je procède à la

(1) *Traité clinique des plaies d'armes à feu.*

réunion de la division complète d'une anse intestinale.
L'anneau élastique est engagé à trois lignes de profondeur dans le bout supérieur, dont on renverse immédiatement les lèvres en dedans, de manière que cet anneau soit placé dans l'angle qui résulte de cette plicature. La virole est engagée dans le bout inférieur, à deux
lignes de profondeur. On fait avancer l'anneau élastique
sur la virole qui lui sert de soutien et dont la rainure
l'empêche de s'échapper, on réduit les parties, et la guérison a lieu par le même mécanisme que par le procédé
de Denans. » Il est difficile de comprendre pourquoi M.
Baudens veut invaginer le bout inférieur dans le supérieur, après ce qui a été constaté par M. Jobert; comment dans de pareilles conditions pourrait s'effectuer le
déplacement de l'anneau élastique. On pourrait encore éle-
ver bien des objections contre ce procédé, qui s'éloigne
beaucoup plus qu'on ne serait tenté de le croire au premier moment, de celui de M. Denans. Du reste, il ne
paraît pas avoir été expérimenté par son auteur, qui,
dans plusieurs cas de divisions complètes, employa le
procédé de M. Lembert.

Nous ne citerons ici que pour mémoire les procédés
de Cooper et celui de M. Choisy, qui ne peuvent être
considérés que comme des modes opératoires tout à fait
exceptionnels, par suite de leur imperfection fonda-
mentale.

Conditions à réaliser pour un nouveau procédé.

Il nous paraît résulter de l'examen des divers procédés d'entéroraphie qu'aucun ne remplit d'une manière sa-

tisfaisante les principales indications du traitement des plaies intestinales.

Pour approcher davantage de la perfection désirable, la suture des intestins divisés devrait remplir les conditions suivantes :

Adossement des surfaces séreuses, première de toutes les conditions d'une prompte réunion, ainsi que l'a démontré M. Jobert.

Adossement de la séreuse par un demi-renversement des lèvres de la plaie, tant pour les divisions partielles que pour les plaies complètes; ce qui constitue pour celles-ci la méthode de M. Lembert, cela surtout dans le but d'éviter les difficultés de l'invagination, la nécessité de distinguer les deux bouts l'un de l'autre et l'incision du mésentère.

Occlusion exacte de l'ouverture accidentelle ne laissant aucune chance à l'épanchement primitif ou consécutif.

Disposition telle des fils qu'aucun point, aucun nœud ne soit visible du côté du péritoine, section des fils au ras du nœud de manière à ne jamais laisser leurs chefs dans la plaie, chute assurée du fil dans la cavité intestinale.

Suture d'une exécution facile, pouvant s'appliquer à tous les cas, ou au moins à la généralité des cas.

Possibilité de fermer immédiatement la plaie de l'abdomen après avoir réduit l'intestin, afin d'obtenir la réunion par première intention et de prévenir les dangers attachés à la pénétration de l'air.

Au premier abord, les conditions de ce programme

pouvaient paraître difficiles à remplir ; cependant, en y réfléchissant, nous avions cru trouver un procédé qui satisfaisait à toutes ces exigences. Ce genre de suture, qui paraît dériver de celle dite à points passés, pourrait être désigné sous le nom de suture en piqué. Elle est en effet parfaitement identique, lorsqu'elle est terminée, à la couture qui porte ce nom. Elle n'en diffère que par la manière d'être exécutée.

Nos méditations sur ce sujet seraient probablement restées longtemps encore à l'état de simples spéculations, si un événement fortuit n'était venu leur faire prendre rang parmi les données dont l'art peut disposer avec avantage. Le succès qui suivit leur application devait nous autoriser à les croire heureusement fondées.

Voici dans quel cas cette suture fut employée.

Observation d'une double plaie intestinale, traitée et guérie par le nouveau procédé.

Mathurin Magré, âgé de 16 ans, marin, fut frappé, le 4 décembre 1841, à huit heures du soir, et au sortir d'un repas, de plusieurs coups de couteau, dont un au bras gauche, un autre à l'épaule, un troisième à la région fessière, du même côté. Ces blessures, qui n'intéressaient que la peau et les muscles sous-jacents, fournirent peu de sang. Une quatrième blessure, beaucoup plus grave, siégeait au flanc gauche. Elle avait été produite, comme les précédentes, par un coup de couteau porté pendant que Magré était renversé sous son adversaire. La plaie était située un peu en arrière, vers le bord interne du muscle carré des lombes, et au milieu

de l'espace compris entre la dernière côte et la crête de
l'os des îles. Après la réduction de l'intestin, il fut facile
de constater que l'instrument avait cheminé un peu obliquement et d'arrière en avant, dans l'épaisseur des parois abdominales, ce qui donnait à la plaie une assez
grande étendue. Lorsque Magré fut visité, peu de temps
après l'accident, par plusieurs médecins à la fois, une
anse considérable d'intestin s'était engagée dans cette
plaie, et y était déjà étranglée, ce qui empêcha de procéder immédiatement à la réduction. Le blessé fut placé
sur un brancard, et transporté à l'hôpital, où MM. Poul-
let-Duparc, Charruau et Gélusseau l'accompagnèrent.
Il s'était écoulé près de deux heures, entre le moment
où Magré avait été blessé, et celui de son installation à
l'Hôtel-Dieu, où nous étions arrivé en même temps que
lui. Pendant tout ce temps, il n'avait jeté aucun cri,
manifesté aucune douleur. Il était si complétement calme,
que plusieurs fois on le crut mort. Il avait, au contraire
conservé d'autant mieux sa présence d'esprit et sa force
morale, qu'il ne se doutait pas le moins du monde de la
gravité de sa blessure. Ajoutons que Magré, qui avait
été blessé à l'issue d'un repas copieux, n'était nullement
ivre, et qu'il avait vomi immédiatement une partie des
aliments ingérés.

L'anse intestinale, étalée sur le flanc, avait été pendant près de deux heures exposée à l'air, dont la tempé-
rature était fort basse, et au froissement des vêtements.
Elle était, en outre, étranglée par la plaie ; sa longueur
était au moins de 70 *centimètres.* Plusieurs personnes
présentes l'estimèrent à *un mètre.*

L'intestin était volumineux, comme distendu, épais,
très-injecté, un peu violacé, par suite de la stase du
sang veineux. Une assez grande portion du mésentère
était sortie avec lui. Le débridement de la plaie, qui
était devenu nécessaire, fut opéré avec les précautions
d'usage. Ce débridement, qui ne fut porté qu'au point
bien strictement indispensable, fut étendu à toute la longueur de la plaie et à son orifice abdominal, placé à plus
de 3 centimètres de profondeur. Je procédai alors à la
réduction de l'intestin, examinant successivement, et
avec le plus grand soin, la portion qui allait être re-
poussée, afin de bien m'assurer de son intégrité. Arrivé à la partie moyenne de l'anse herniée, je remarquai
deux plaies que leur position, dans les plis transverses
de l'intestin, avait jusque-là cachées à mon examen. Ces
plaies, peu étendues, offraient une direction parallèle à
la circonférence intestinale et aux vaisseaux qui la par-
courent, et se trouvaient placées directement l'une devant l'autre. On se fera une idée exacte de leur étendue
et de leur position, en admettant (ce qui était d'ailleurs
à peu près vrai) que la circonférence du tube fût de 8
centimètres, dont 4 centimètres pour la demi-circonférence, donnant attache au mésentère, laquelle était parfaitement saine ; puis, à chaque extrémité de ce premier
arc, un centimètre pour chacune des plaies produites
par le coup perforant ; enfin, deux centimètres de tissu
sain, représentant le bord libre de l'intestin. Les lèvres
de ces plaies étaient écartées par un bourrelet membraneux qui fermait l'ouverture. La membrane muqueuse, ainsi poussée au dehors par la contraction de

la tunique moyenne, était d'un rouge brun très-intense. Il ne sortait point de matières alimentaires par ces plaies; seulement, de temps à autre, on voyait quelques bulles gazeuses écarter les lèvres du bourrelet muqueux qui les oblitérait.

Les conditions de cette blessure donnent lieu de faire une remarque qui tombe également sur tous les procédés anciens ou modernes dans lesquels on maintient les fils dans la plaie, pour les retirer plus tard. Ils deviennent, en effet, d'une application plus difficile et plus dangereuse, lorsqu'il existe deux plaies opposées, et tous les inconvénients attachés à leur emploi seraient encore plus manifestes, s'il existait plusieurs blessures sur la longueur du canal intestinal. Ceci s'applique aussi bien à la suture spiroïde, à la suture à points passés et au procédé de M. Raybard, qu'à celui de M. Jobert.

Description du procédé employé.

Une aiguille ordinaire, armée d'un fil simple ciré, fut enfoncée d'arrière en avant au niveau d'un des angles de la plaie, et à 4 millimètres en dehors, pour ressortir, après avoir traversé la cavité intestinale au point correspondant de la même lèvre, vers l'angle opposé. L'aiguille fut ensuite portée d'avant en arrière sur l'autre lèvre, de manière à parcourir le même trajet, mais en sens inverse. Les quatre piqûres faites par l'aiguille formaient ainsi les angles d'un rectangle, dont la plaie occupait la partie moyenne dans le sens du plus grand diamètre. La portion du fil représentant les côtés du rectangle parallèles à la plaie, était située dans la ca-

vité intestinale. Les petits côtés du rectangle, répondant aux angles de la plaie, étaient au contraire formés
par des fils situés extérieurement sur le péritoine, et re-
présentés, pour l'un des angles, par la partie moyenne
du fil, et, pour l'autre, par les deux chefs croisés par un
nœud simple. Il est facile de comprendre ce qui vint à
se passer, lorsqu'on serra les fils ainsi croisés, en déprimant les lèvres de la plaie vers la cavité intestinale.
Dans cette manœuvre, chacune des lèvres de la plaie
exécuta un mouvement de rotation d'un quart de cercle
du côté du canal, et le rapprochement exact, produit
dans ce premier temps, fut maintenu par un nœud double. Alors, les fils ne représentaient plus un rectangle,
mais bien une simple boutonnière, dont les côtés étaient
situés dans l'intestin, à la base de la saillie valvulaire
formée par le renversement des membranes, et dont les
angles, traversant les extrémités du repli intérieur,
étaient cachés au fond du sillon formé à la surface extérieure de l'intestin. On se ferait difficilement une idée
de la parfaite coaptation qui résulta de l'emploi de ce
procédé. Tous les assistants en furent aussi agréable-
ment surpris que nous. Les fils ayant été coupés au ras
de l'intestin, le nœud disparut dans le sillon dont nous
avons parlé, et aucune portion du fil ne demeura visible
à l'extérieur. Ce procédé, répété sur l'autre plaie, donna
exactement le même résultat.

L'intestin fut ensuite complétement réduit dans la cavité abdominale, et je m'assurai, en y portant le doigt,
qu'il avait bien réellement franchi l'orifice intérieur de la
plaie.

Cela fait, un morceau de sparadrap servit à recouvrir et à rapprocher les lèvres de la division cutanée. Des compresses graduées, placées sur les côtés, devaient servir à comprimer son trajet, pour empêcher les intestins de s'y engager de nouveau. Le tout fut maintenu par un bandage de corps.

Toutes les personnes présentes à cette opération regardaient le malade comme voué à une mort prochaine, par suite de la gravité de la blessure, et notre opinion, sur ce point, était à fort peu de chose près la même. Cependant, en vue de combattre et de prévenir les redoutables accidents qu'il y avait à craindre, nous recommandâmes une forte saignée pour le moment où le pouls, qui avait beaucoup faibli pendant l'opération, viendrait à se relever. Elle fut exécutée deux heures après par l'élève interne. Des vomissements abondants de matières alimentaires eurent lieu toute la nuit.

Le lendemain matin, le malade était assez calme ; il y avait un peu de sensibilité du ventre, bornée à la région sous-ombilicale ; fièvre modérée.

La journée fut bonne, sans douleurs, sans agitation fébrile; pendant la nuit, sommeil continu assez tranquille.

Le 6 au matin, pouls modérément accéléré, sans dureté, facies calme et bon, langue humide, abdomen sans douleur ni tension. Dans la journée, ni fièvre ni douleur ; même état pendant la nuit, sommeil paisible.

Le 7 au matin, légère douleur abdominale qui n'a pas duré; pouls calme, à peine accéléré ; peau naturelle, visage très-bon. Le besoin d'aller à la selle s'étant fait sentir au soir, on a donné un lavement huileux.

L'exonération a été très-facile et n'a eu aucune suite fâcheuse. Sommeil bon.

Le 8 décembre, point de douleurs ni de tension au ventre ou à la plaie du flanc. Celle-ci s'est réunie par première intention. Les autres plaies sont dans le même état. Pouls à 70. Etat parfaitement satisfaisant. Le malade demande à manger. (Gruau.)

Le 9, on peut considérer le malade comme guéri. L'état physique et moral n'a certainement jamais été meilleur. C'est avec peine qu'il se résigne à ne pas manger et à rester au lit. (Riz, bouillie.)

Le 12, le malade s'étant procuré un morceau de pain et l'ayant mis dans sa soupe, éprouva au soir des coliques et le besoin d'aller à la selle. Un lavement le soulagea un peu. Coliques pendant la nuit.

Le 13, pouls calme, un peu raide. Légère sensibilité du ventre. Quelques coliques. (Diète.)

Le 14 décembre, mieux; plus de coliques.

Le 15, état parfaitement satisfaisant. Le malade a repris tous les attributs de la santé la plus parfaite. Cependant les aliments ne lui furent rendus que graduellement, et avec une extrême circonspection.

Le 20.e jour après l'accident, il mangeait la demi-ration de pain sans en être le moins du monde incommodé. Depuis cette époque jusqu'au 10 mars, il n'a pas présenté le plus léger accident pouvant se rattacher à la grave blessure qu'il avait reçue.

Ce résultat inespéré dut fixer mon attention sur le procédé auquel il était permis d'en rapporter l'honneur, au moins en partie. Pour mieux apprécier sa valeur, il fallait le répéter sur le cadavre dans les diverses conditions où peuvent se trouver les intestins divisés. Il fallait enfin le tenter sur des animaux dans les mêmes conditions. C'est ce que nous avons fait, et les résultats sont encore venus témoigner en faveur des premières présomptions. Mais comme il importe de le bien connaître pour en mieux comprendre les effets , nous insisterons ici sur les détails du manuel opératoire.

Indication du manuel opératoire et des précautions nécessaires pour pratiquer la suture en piqué.

La suture que nous employons a sa souche primitive dans la suture à points passés , dont elle constitue une variété complexe. Elle a le plus grand rapport avec la couture que l'on appelle piqué double ou des deux côtés, surtout quand elle est exécutée comme la font , par exemple , les cordonniers , avec deux fils à la fois.

Pour bien comprendre la manière de la pratiquer et le mécanisme auquel sont dus ses effets , il faut se représenter d'abord la suture à points passés faite à la manière ordinaire, mais que l'on aura pour ainsi dire doublée en portant l'aiguille de manière à remplir en redescendant , et à l'aide du procédé primitif, tous les vides laissés entre les anses latérales. De cette manière, on obtient de chaque côté une série d'anses contiguës parallèles à la plaie. De plus, les portions de fils placées transversalement sont toujours doubles pour chaque échelon. Une pareille suture ayant été exécutée pour rapprocher un tissu membraneux décollé d'avec les parties sous-jacentes , comme l'est la peau dans

certains cas , il peut arriver deux effets très-différents,
suivant que le degré de constriction donné au fil sera plus
ou moins énergique. Dans le dernier cas , les bords de
la plaie sont simplement rapprochés ; dans le premier ,
ils sont relevés et adossés par leur face profonde. Dans
cette dernière circonstance , la suture à complétement
changé d'aspect. Elle constitue un piqué double. Les anses
latérales se sont rapprochées au point de n'être plus sé-
parées que par l'épaisseur des tissus. Les portions de fil
placées transversalement sur la peau, sont raccourcies,
effacées , cachées désormais au fond du pli formé par
les parties adossées.

Il résulte de ces premières données que le renversement des lèvres de la plaie s'effectue du côté où
se trouvent les anses latérales du côté opposé aux
échelons transverses. Si donc l'on veut appliquer cette
suture aux divisions intestinales, de manière à renverser en dedans les lèvres de la plaie pour adosser
les séreuses, il suffira, pour atteindre le but, d'une très-lé-
gère modification. Les anses latérales devront être situées
dans la cavité de l'intestin, et les échelons transverses
du côté du péritoine. Il faut remarquer, d'un autre côté ,
que cette double suture peut être pratiquée d'un seul
jet avec un fil armé de deux aiguilles. C'est cette méthode qui doit être exclusivement employée, parce qu'elle
expose beaucoup moins que celle qui consiste à revenir
sur ses pas, à un grave inconvénient que nous si-
gnalerons bientôt, celui de piquer dans le fil déjà placé.

Voici, du reste, la manière de procéder.

Manuel opératoire.

Un fil ciré est armé à chaque extrémité d'une aiguille ordinaire. L'une d'elles (1) est enfoncée parallèlement à la plaie, en dehors et en arrière de l'un de ses angles, à une distance de 4 à 5 millim. ; elle ressort après un trajet de 4 à 5 millim. dans l'intestin. L'autre aiguille est ensuite employée à exécuter la même manœuvre sur la lèvre opposée. Les fils sont alors croisés (2), l'aiguille de gauche passe à droite, et réciproquement. Chacune d'elles sert alors à faire un nouveau point entièrement semblable au premier, avec la précaution de piquer tout d'abord dans le trou de sortie du fil qui vient d'être porté au côté opposé. Cette manœuvre est ensuite répétée autant de fois que cela est nécessaire pour garnir toute l'étendue de la plaie (3). Cela fait, il reste, avant de nouer les fils, à serrer convenablement chaque point (4). Cette partie de l'opération se fait en prenant successivement chaque échelon transversal, et même chacun des deux fils qui le composent, avec une pince à disséquer, et en exerçant dessus une traction convenable, tout en déprimant les lèvres de la plaie. Elles ne tardent pas à s'adosser avec une telle exactitude, que l'on n'aperçoit plus au-dehors aucune trace des fils qui ont produit ce résultat (5). Lorsque cette opération est terminée, il ne

(1) Planche I, figure 1.
(2) Planche I, figure 2.
(3) Planche I, figure 5.
(4) Planche I, figure 6.
(5) Planche II, figure 1.

reste plus qu'à nouer ensemble les deux fils opposés et à couper les chefs au ras de ce nœud. Nous avons déjà dit que, dans ce cas, il est aussi bien caché que le reste du fil. Quand on examine par l'intérieur de l'intestin cette espèce de suture (1), on observe un repli valvulaire formé par les tuniques intestinales adossées ; puis , à la base et de chaque côté , la ligne continue représentée par les anses du fil qui ferment si complétement la plaie.

Précautions spéciales.

On doit employer des aiguilles déliées, mais un peu plus grosses que le fil , pour que celui-ci passe très-facilement après elles. L'intestin doit être perforé au moins à 4 millim. en dehors de la plaie , de chaque côté ; c'est à cette distance que doivent se trouver les deux lignes formées par les anses latérales , qui sont ainsi écartées l'une de l'autre de 8 millim.; le renversement ne peut être effectué qu'à cette condition. Toutes les tuniques doivent être percées du même coup de dehors en dedans, puis de dedans en dehors. Pour éviter de cheminer obliquement dans leur épaisseur, et pour ne pas faire le point trop long , il faut aplatir l'intestin dans cet endroit , en pressant entre deux doigts les surfaces opposées. La distance entre l'ouverture d'entrée et celle de sortie doit être au plus de 6 millim., ce qui fait 10 anses pour chaque bout, pour un intestin dont la circonférence serait après la réduction, et dans le cas de section complète, de 6 centimètres. Après avoir croisé les fils, il

____

(1) Planche II, figure 2.

ne faut pas tenir à faire pénétrer l'aiguille exactement par le trou de sortie du fil opposé, ce qui rendrait plus que difficile la partie de l'opération qui consiste à adosser les surfaces. *Du reste, on rend infailliblement l'opération plus facile et plus prompte en serrant dès qu'on a fait deux points de chaque côté, et en les arrêtant de suite par un petit nœud.* En continuant ainsi sur toute la longueur de la plaie, on éprouve moins de difficulté à mettre les parties en contact. Cette méthode est surtout indispensable dans les plaies complètes. Une précaution fort importante consiste à bien maintenir le parallélisme entre la longueur des points faits de chaque côté, pour que les parties rapprochées se correspondent bien. Dans les plaies complètes, la suture sera commencée au bord libre de l'intestin, pour venir se terminer au même point. Pour exécuter cette suture, il faut employer un fil délié. La soie à coudre, de moyenne grosseur, est, à notre avis, le meilleur qu'on puisse choisir. Il importe qu'elle soit toujours fortement cirée et qu'elle ne cordonne pas.

Applications.

Le procédé est le même, quelles que soient la direction et la situation de la blessure. Nous l'avons appliqué sur le cadavre et sur les animaux, avec la même facilité, aux plaies complètes et incomplètes.

Dans toutes, l'adossement s'effectue par une inflexion égale de chacune des lèvres de la plaie, inflexion qui, ne dépassant pas l'angle droit, peut être appelée un *demi-renversement*, par rapport à la duplicature de l'intestin proposée par M. Jobert pour les plaies complètes.

Quand, au lieu d'une plaie simple, il existe une perte de substance un peu étendue, les bords peuvent encore être mis en contact par le même procédé. Seulement alors, l'intestin doit être coudé ou infléchi plus ou moins sur lui-même. Quand le coude de l'intestin se rapproche de l'angle droit, l'inflexion des lèvres de la plaie est moindre que dans les plaies simples ; et quand il dépasse l'angle droit, le renversement est à peu près nul, mais il y a alors adossement de l'intestin avec lui-même. Ainsi, dans le cas de perte de substance, plus celle-ci est étendue, plus le coude formé par l'intestin réuni sera marqué et moins il y aura de courbure dans les lèvres juxtaposées par leur surface séreuse. Cette courbure de l'intestin peut être portée sans inconvénients au point de rendre parallèles les deux bouts infléchis.

Dans le cas de perte de substance de forme ronde ou elliptique, on peut donc mettre facilement en contact l'une avec l'autre chacune des deux demi-circonférences de la plaie.

Une conséquence forcée de cette dernière proposition, c'est que le même procédé de suture peut servir à mettre en contact deux plaies, deux pertes de substance placées à une certaine distance l'une de l'autre, car il est aussi facile d'agir sur deux circonférences isolées que sur deux portions d'une même circonférence. Le cercle à parcourir est complet et par conséquent plus grand dans le premier cas, mais il peut l'être aussi exactement et de la même manière. Après cette opération, les deux anses intestinales sont adossées parallèlement, et une communication fistuleuse s'établit entre elles.

Ce résultat inattendu et presque nouveau est pour ainsi dire inhérent à ce genre de suture, dont la supériorité dans ce mode de rapprochement est tout à fait incontestable.

Après avoir constaté sur le cadavre et sur les animaux vivants la possibilité de fermer ainsi deux plaies par abouchement réciproque, nous nous sommes demandé pourquoi ce fait était resté inaperçu des chirurgiens modernes, à tel point qu'ils n'en avaient jamais discuté l'opportunité. Ce mode de traitement par adossement mutuel découlait cependant tout aussi bien des faits connus de guérison spontanée que des travaux de M. Jobert. On peut donner deux raisons principales de cette espèce d'oubli. La première gît dans l'imperfection des moyens de rapprochement, qui ne permettait guère de compter sur un résultat utile. La seconde, dans le précepte qui défendait d'aller rechercher dans l'abdomen les intestins blessés, pour leur appliquer les moyens de réunion dont on pouvait alors disposer. Les intéressantes remarques de M. Baudens ayant infirmé la validité de ce dernier précepte, et le procédé que nous venons de décrire permettant une *juxtaposition* aussi parfaite que possible, il y aura lieu désormais à discuter ce nouveau mode de coaptation, qui repose évidemment sur un point de doctrine entièrement neuf, comme le procédé qui lui sert de base.

Toujours est-il que nous pouvons présenter comme une propriété pour ainsi dire spéciale de ce dernier, la faculté d'adosser exactement l'une à l'autre deux plaies ou deux pertes de substance placées à une certaine distance l'une de l'autre sur la longueur du tube. Nos expériences sur les animaux ont d'ailleurs nettement établi ce fait.

Objections qui pourraient être présentées contre ce procédé.

On objecterait peut-être contre ce procédé :

(A) Qu'il exige des piqûres trop multipliées ;

(B) Qu'il expose à la formation d'une coarctation de l'intestin.

Ce procédé exige-t-il des piqûres trop multipliées ?

(A) C'est là une objection sérieuse, dont il faut nécessairement rechercher la valeur.

Les piqûres répétées de l'intestin doivent être considérées comme une cause d'irritation ajoutée à celles qui existent déjà ou qui se développent plus tard. C'est là un fait incontestable, et nous sommes si loin de regarder cette espèce de blessure comme complétement innocente, que nous y renoncerions s'il était démontré qu'on pût arriver à une réunion solide sans y avoir recours. Mais ces dangers attachés à la piqûre de l'intestin sont-ils si grands, si prépondérants, qu'ils doivent faire repousser un moyen bien supérieur aux autres sous tous les rapports. Remarquons d'abord que l'expérience n'a point assigné sa véritable part dans le développement des accidents mortels, d'où il suit que ce n'est peut-être pas là, à beaucoup près, la condition la plus redoutable de toutes celles qui peuvent menacer le malade. Il nous semble que ce serait exagérer beaucoup la gravité des piqûres de l'intestin que de leur attribuer une grande influence dans la production d'accidents qui sont probablement la suite de circonstances différentes. Ainsi la présence de corps étrangers dans la plaie, le libre accès de l'air extérieur, l'issue de quelques parcelles de matières intestinales, le dégagement de gaz provenant de la même source, sont des causes bien plus actives de péritonite, et qu'il importait surtout de faire disparaître. Et tel est précisément le principal résultat de notre procédé. Il ferme si exactement la division, qu'il s'oppose non-seulement à l'issue des matières liquides, mais encore à la sortie des gaz intestinaux. C'est là, pour le dire en passant, un point de la plus haute importance sur lequel les pathologistes ne se sont point assez arrêtés. On a pour ainsi dire passé sous silence et la fréquence de ce dégagement gazeux et sa redoutable influence comme cause de péritonite. S'il en avait été autrement, on serait promptement tombé d'accord sur l'insuffisance de procédés tels que celui de M. Lembert, qui laissent une voie facile à cet épanchement. Les faits récemment observés par M. Jobert démontrent la fréquence de cette issue de gaz intestinaux. Ajoutons, par rapport à notre procédé, que la chute nécessaire des fils dans la cavité intestinale et la possibilité de fermer la plaie extérieure sont encore deux avantages qui viennent contre-balancer bien puissamment l'effet de trois ou quatre piqûres de l'intestin. En définitive, nous pratiquons neuf à dix piqûres sur une circonférence de 6 centimètres ou de 27 lignes; ou cinq piqûres pour une plaie incomplète de 3 centimètres (13 lignes): ce qui ne saurait constituer pour ce procédé une infériorité réelle.

M. Jobert, qui pense que les animaux ne succombaient, dans les premiers essais, que par suite du grand nombre de points de suture pratiqués, s'élève contre l'emploi de la suture entrecoupée. Sans discuter son opinion sur ce sujet, nous devons faire remarquer la profonde différence qui existe entre la suture simple et celle que nous proposons. L'une porte plus sur le péritoine, où les nœuds sont en relief, que sur toutes les autres tuniques. L'autre porte spécialement sur la membrane muqueuse, et bien moins sur le péritoine. La première tend à couper, à ulcérer la paroi même de l'intestin ; l'autre ne porte son action ulcérative que sur la valvule intérieure. On conçoit facilement combien les chances de péritonite et d'épanchement sont différentes dans ces deux circonstances, et dès lors on ne peut appliquer à notre procédé les conséquences qui semblent résulter des expériences de M. Jobert.

Ce procédé expose-t-il à la formation d'un obstacle au cours des matières.

(B) Cette objection, qui s'applique surtout aux plaies complètes, a été faite à plusieurs procédés, et nous pensons que quelques-uns la méritent, en effet, mieux que le nôtre.

On peut distinguer les rétrécissements dont il est question, en temporaires et permanents.

Rétrécissements valvulaires permanents.

L'existence d'un rétrécissement valvulaire est, pour ainsi dire, lié avec la plupart des procédés d'entérorapphie. Celui de Randhor, qui se présente le premier,

donnerait probablement lieu à une valvule analogue à
celle qui s'observe dans le procédé de M. Jobert. On
sait, en effet, que la séreuse et la muqueuse mises en
contact n'ont point de tendance à une adhésion mutuelle,
et que la consolidation se fait, en général, dans ce cas,
à l'aide d'adhérences pour ainsi dire extérieures entre
l'intestin et les parties voisines. Le rétrécissement produit dans ce cas, doit être égal, en épaisseur, à celle
des tuniques intestinales. Dans le procédé de M. Jobert,
il a nécessairement le double de cette épaisseur. Voici
comment cet auteur décrit la valvule qui le constitue.
« En promenant le doigt sur la face interne, on rencon-
» trait quelque chose de dur; c'était une valvule artifi-
» cielle résultant de l'invagination. Elle était flottante,
» libre en haut et en bas, sa grande circonférence ad-
» hérait à l'intestin, et la petite était tout à fait libre.
» Cette dernière représentait une sorte de plan incliné
» qui laissait couler le bol alimentaire. La muqueuse se
» continuait sans interruption; la membrane nerveuse
» était apparente, et si l'on coupait transversalement le
» point de réunion, on apercevait une cicatrice blanche
» et très-dure. » Il faut remarquer que ce que dit M.
Jobert de la dureté de la valvule et de l'anneau fibreux
qui lui servait de base, s'explique en grande partie par
l'époque de la mort de l'animal, qui fut tué au douzième
jour, c'est-à-dire bien avant l'époque où l'on peut supposer que les tissus auront acquis leur plus grande souplesse. La disposition en quelque sorte infundibulaire
de cette valvule et sa grande étendue suffisent pour
faire comprendre les dangers attachés à l'invagination du

bout inférieur dans le supérieur, dangers constatés par l'expérience directe, ainsi que nous l'avons déjà dit plus haut.

Dans le procédé de M. Lembert et dans le nôtre, la valvule offre à la fois moins d'étendue et une disposition plus favorable. Elle est annulaire et non tubulée : elle représente mieux un simple diaphragme perforé au centre. Il s'ensuit que le calibre de l'intestin sera beaucoup moins rétréci et que les dangers attachés à une erreur d'invagination dans les méthodes précédentes, n'existent plus dans celles-ci.

On aurait pu croire qu'il n'y avait pas même parité complète entre notre méthode et celle de M. Lembert, au point de vue de l'étendue et de la régularité de ce repli valvulaire. Cette différence aurait résulté de la position des fils, qui, d'après notre manière de les placer, peuvent déterminer la section des parties qui forment la grande circonférence de cette valvule, entraîner le morcellement, l'atrophie partielle de l'anneau valvulaire, et par suite une diminution très-grande de son étendue. Mais cet espoir a été détruit par le résultat de nos expériences, le repli valvulaire a toujours été trouvé intact; ce qui prouve que les tissus compris entre les fils n'y sont pas assez serrés pour se mortifier. Reste à savoir s'il ne serait pas possible d'arriver, *sans danger*, à un autre résultat, en opérant une plus forte constriction ou en employant un fil plus solide.

Au reste, quelle que soit la force de ces anneaux valvulaires, tant qu'ils conserveront une souplesse normale, ils n'apporteront aucun trouble aux fonctions digestives, pas plus que le pylore et la valvule de Bauhin. C'est encore là un fait démontré par nos expériences.

Obstruction complète temporaire.

Reste à examiner la question d'une obstruction temporaire? Ne doit-on pas craindre cet accident en réfléchissant qu'à l'existence d'un large anneau valvulaire produit par le renversement des tuniques, viennent se joindre d'autres causes de coarctation; telles sont, en effet, le resserrement produit par la tunique musculaire, le gonflement inflammatoire des parois intestinales et du repli formé à leurs dépens.

A cette objection on peut répondre que tous les procédés connus, à l'exception de celui des quatre maîtres, comportent une suspension momentanée du cours des matières. On sait qu'aussitôt après la section complète, les deux bouts divisés se resserrent avec la plus grande énergie; et pour qui a essayé, chez le chien, l'invagination par le procédé de Randhor, il est évident que la cavité du bout supérieur sera effacée par la double constriction des parois intestinales superposées. Et cela tant que durera cette période de contraction et la période d'inflammation qui lui fait suite. Après l'invagination par le procédé de M. Jobert, le resserrement ne peut manquer d'être bien plus grand et l'occlusion momentanée bien plus exacte.

Dans la méthode de M. Lembert, comme dans notre procédé, il y a aussi chez le chien une obstruction momentanée, d'autant plus complète que l'animal est plus petit. En effet, pour opérer le renversement des parois de l'intestin, qui sont relativement plus épaisses chez cet animal, il faut donner à la partie renversée une étendue de 4 millim. au moins, ce qui porte à 8 ou 10 millim. le diamètre du diaphragme intestinal. Or, comme la cavité du tube au moment de la constriction n'est guère que d'un centimètre chez le chien de moyenne taille, il s'ensuit que l'obstruction doit être à peu près complète.

Mais chez l'homme les choses ne se passeraient pas de la même manière, parce que l'intestin a au moins le double de diamètre. Il est probable que, chez lui, l'obstruction temporaire qui succède au procédé de Randhor et de M. Jobert, ne serait pas complète. Par la même raison, elle ne doit pas l'être après l'emploi de la méthode de M. Lembert et de la nôtre. Chez l'homme, en effet, dont les parois intestinales sont moins épaisses que celles du chien, on parvient facilement à opérer le renversement en piquant à 4 millim. du bord de la plaie. Ainsi, en tenant compte du resserrement musculaire, aussi bien que du gonflement inflammatoire, en estimant, d'autre part, à 20 millim. le diamètre normal de l'intestin, on arrive à admettre qu'il restera au centre du diaphragme membraneux une ouverture de 6 a 8 millim.; même dans la période la plus élevée de l'engorgement inflammatoire.

Au reste, l'obstruction complète et momentanée du tube digestif n'aurait point, dans ces circonstances, les effets fâcheux qu'on pourrait craindre au premier abord, les intestins et l'estomac ayant été, en général, vidés, peu après la blessure, par des vomissements répétés. Il est, en outre, bien probable que les contractions péristaltiques sont à peu près suspendues pendant la période inflammatoire ; et comme, d'un autre côté, le malade doit être mis à une diète sévère, il s'ensuit que l'obstacle momentané n'a pas d'influence fâcheuse réelle sur le développement des accidents qui menacent la vie du malade.

CHAPITRE II.

GANGRÈNE INTESTINALE.

Emploi de la suture contre les pertes de substance par gangrène.

Dans ce qui précède, nous avons admis, avec le très-grand nombre des chirurgiens modernes, que la suture devait toujours être opposée aux solutions de continuité par instrument tranchant. Mais ce n'est pas seulement contre elles que ce moyen a été dirigé, on l'a également appliqué aux cas où la gangrène avait déterminé une perte de substance plus ou moins considérable dans les parois de l'intestin. Ici les données pathologiques changent, et les indications thérapeutiques changent avec elles.

Dans le plus grand nombre des cas de gangrène, l'intestin ne pouvant être amené au dehors, l'établissement d'un anus contre nature est à peu près inévitable. C'est donc, pour ainsi dire, dans des cas exceptionnels que l'intestin peut être attiré et examiné dans une certaine étendue. Et c'est cependant la seule condition où il y ait lieu de proposer l'excision des escarres et le rapprochement par la suture des parties divisées. Du reste, cette opération a été rarement pratiquée, et la plupart des praticiens lui préfèrent encore l'établissement d'un anus anormal, qui peut guérir plus tard, souvent par les seules forces de la nature. Il est, en effet, assez évident que les inconvénients inhérents à la suture sont encore augmentés par les circonstances défavorables dans lesquelles elle est alors pratiquée. L'altération de l'intestin, au-dessus de l'étranglement, rend les tuniques plus friables, facilite leur section ou leur déchirure, prédispose aux inflammations phlegmoneuses ou suppuratives. La dilatation souvent énorme du bout supérieur, rend son invagination d'autant plus difficile, que le bout inférieur est toujours resserré. Le péritoine est souvent alors le siége d'une irritation vive que les manœuvres de l'entéroraphie, les piqûres de l'intestin et le contact de l'air doivent presque nécessairement accroître. Enfin on ne peut plus compter sur l'occlusion de la plaie, comme moyen d'éviter une dernière cause de péritonite, savoir : la pénétration de l'air dans la cavité abdominale. Pour contre-balancer tant de désavantages, on peut seulement compter sur la facilité avec laquelle se distinguent alors, l'un de l'autre, les deux bouts de l'intestin. Mais si l'on ne peut prévenir ni combattre avantageusement ces conditions, sera-t-il donc encore nécessaire de les aggraver pour rétablir la continuité du tube. Les chirurgiens modernes ont évidemment subi cette prétendue nécessité, sans se préoccuper beaucoup des moyens de l'éviter. Il y a peut-être lieu de remettre en question de pareilles théories et de tenter de nouvelles expériences à ce sujet, pour arriver à une pratique moins désavantageuse.

Lésions physiques qui peuvent se présenter dans les cas de gangrène.

Dans les cas où l'intestin est resté mobile, il peut présenter des altérations assez variées, qui méritent d'être classées de la manière suivante :

1.º Petites perforations circulaires, isolées ou peu rapprochées, et peu nombreuses si elles sont multiples.

2.º Ulcération disposée en demi-anneau sur la portion d'intestin qui se trouve soumise à la constriction par l'ouverture herniaire, ulcération portant spécialement sur les tuniques internes (1).

3.º Petites perforations circulaires, de même nature que celles de la première classe, mais tellement rapprochées ou multipliées, que l'intestin semble percé en arrosoir.

4.º Escarre gangréneuse comprenant tout ou partie de l'anse d'intestin herniée.

Moyens employés contre elles.

Les altérations comprises dans les deux premières classes sont de petites pertes de substance, qui peuvent être rapprochées des plaies incomplètes du tube. Celles qui se rapportent aux deux dernières, méritent, au contraire, d'être comparées aux plaies complètes, parce qu'elles nécessitent, le plus ordinairement, l'excision d'une portion du tube intestinal.

Dans le premier cas :

(1) Roux, leçons inédites, 1828.

Le procédé de Palfin (une anse de fil traversant les deux lèvres de la plaie);

Le procédé de Raybard (une anse de fil traversant à la fois les deux lèvres et une plaque introduite dans l'intestin);

Celui de Lapeyronie (une anse de fil à travers le mésentère);

Peuvent être employés pour maintenir la perforation derrière le col du sac et favoriser l'adhérence en vue de l'établissement d'une fistule stercorale toujours alors facilement curable. C'est le parti le plus généralement adopté.

On peut, au contraire, aviver les bords de la perforation, la réduire à l'état de plaie simple, et lui appliquer alors :

La suture à points passés de Bertrandi;

La suture à anse de Ledran;

La suture en surjet;

Le procédé de MM. Jobert et Lembert;

Le procédé de froncement, mis en usage par Cooper, dans un cas qui fut suivi de guérison; ceux qui consistent à fermer l'ouverture à l'aide d'un bouchon épiploïque (Jobert) ou avec une portion du sac (Cooper) sont à ranger à côté des précédents; bien qu'ils ne nécessitent pas l'avivement des bords de la plaie.

Mais ce dernier parti a été rarement suivi, évidemment parce que les chances de succès de la suture ont paru bien peu nombreuses à tous les praticiens.

L'altération antécédente du péritoine et de l'intestin rend en effet bien plus graves toutes les causes qui peuvent nuire au succès de la suture, en même temps que la perte de substance faite aux parois du tube entraîne une réduction plus marquée de son calibre et la nécessité d'une constriction plus forte dans les fils qui opèrent le rapprochement. Enfin, comment se décider à prolonger sensiblement une opération déjà laborieuse, sans espoir de changer beaucoup l'avenir du malade. Ne vaut-il pas mieux, dans ce cas, s'en rapporter entièrement à la nature ; c'est du moins ce qu'ont fait jusqu'ici tous les praticiens.

Dans les cas qui diffèrent des précédents, en ce qu'une zone du tube intestinal doit être enlevée, on peut encore avoir recours à l'entérorraphie, pour réunir les deux portions de l'intestin.

On a successivement proposé dans ce but :

Le procédé des quatre maîtres ;

Celui de Randhor ;

Celui de M. Jobert ;

Celui de MM. Denans et Baudens ;

Celui de M. Lembert.

Mais qui ne voit que les difficultés et les dangers se multiplient également dans chacune de ces méthodes. Comment invaginer le bout supérieur, constamment dilaté, dans le bout inférieur, toujours resserré. Boyer fut un jour complétement arrêté par cette difficulté. Elle semble telle à Cooper, qu'il déclare le procédé de Randhor impraticable (1). Que penser, après cela, de celui de M. Jobert, dans lequel l'invagination se trouverait

____

(1) Page 265.

compliquée par le renversement préalable du bout inférieur en lui-même. Quant à celui de M. Lembert, on
comprend combien il serait inefficace pour bien coapter
deux tubes d'un inégal diamètre, et pour s'opposer à
l'épanchement des matières liquides, si abondamment
versées par le bout supérieur. Malgré ses inconvénients
spéciaux, celui de M. Denans serait peut-être le plus
facile et le plus sûr, au dire de quelques chirurgiens
modernes. Enfin, malgré les expériences et l'autorité de
Cooper, qui dit l'avoir employé plusieurs fois, mais qui
ne cite aucune observation en sa faveur, personne ne
sera tenté de recourir au procédé des quatre maîtres,
c'est-à-dire à la suture simple.

Faut-il s'étonner, après cela, que presque tous les praticiens aient préféré maintenir les deux bouts dans la
plaie, et donner naissance à un anus anormal, dont l'é-
tablissement est cependant environné de très-grands dangers et dont la guérison est, en outre, loin d'être assurée.

*Les motifs qui font, en général, repousser la suture, ne se re-
trouvent peut-être pas au même degré dans le procédé ac-
tuel.*

L'emploi des divers procédés d'entéroraphie, dans les
cas de gangrène intestinale, est donc, en dernière ana-
lyse, bien loin de présenter une somme d'avantages qui
puissent contre-balancer les difficultés et la longueur de
l'opération. Mais comme les principaux inconvénients de
ces divers procédés sont moins inhérents à la suture
elle-même, qu'à la manière dont elle a été pratiquée jus-

qu'ici, il semble permis d'espérer de meilleurs résultats de la suture en piqué; et si l'expérience démontre sa supériorité dans les cas de plaie simple, on sera nécessairement conduit à en faire l'essai contre les pertes de substance produites par la gangrène. Resterait à déterminer dans quelles conditions il serait permis d'y avoir recours, et sur quelle base on pourrait établir les règles d'un traitement rationnel; voici, à cet égard, les distinctions qui nous semblent légitimes.

Règles de conduite à ce sujet.

1.º Il existe une seule perforation d'un petit diamètre, pouvant être ramenée, par l'excision de ses bords, aux conditions d'une plaie simple à laquelle on donnera toujours de préférence une direction transversale. Dans ce cas, l'emploi de notre procédé de suture serait évidemment préférable aux moyens généralement préconisés.

Si la perte de substance était sensiblement longitudinale et d'une étendue supérieure à 15 millim., nous donnerions la préférence tantôt au procédé de M. Raybard, tantôt à l'adossement des lèvres de la plaie d'après notre méthode, et cela suivant que l'étendue de l'altération en travers exposerait plus ou moins à rétrécir le calibre du tube.

2.º Il existe une ou plusieurs perforations assez étendues ou assez multipliées pour nécessiter l'enlèvement d'une portion du canal intestinal équivalent tantôt à un tiers, tantôt à moitié, quelquefois même aux trois quarts de la circonférence du tube. Ce genre d'altération se rencontre surtout lorsqu'une anse intestinale, incomplé-

tement engagée , n'a été soumise que par son bord libre
à la constriction du col du sac. Il reste , dans tous les
cas , une portion du tube répondant en général à l'inser-
tion du mésentère, et dont la largeur et l'étendue peuvent
être assez variables. Toutefois , pour appliquer avec succès notre méthode de suture, quelle que soit d'ailleurs
l'étendue de la perte de substance , il importe de lui donner une forme spéciale et constante. Cette forme doit
être celle d'un losange ou d'une ellipse dont le grand diamètre correspondrait à l'axe de l'intestin , et qui se trouverait, au contraire, en rapport avec le diamètre transversal du tube par son petit diamètre. Ce genre de plaie
résultera naturellement de deux coups de ciseau dirigés obliquement et en sens inverse, de manière à se
rencontrer du côté du bord adhérent de l'intestin. La
plaie étant ainsi disposée, si l'on infléchit cet organe sur
lui-même, de manière à affronter ces deux coupes obli-
ques, on parviendra ensuite facilement à les mettre dans
un contact parfait, à l'aide de notre procédé. Dans les
cas où la perte de substance ne comprendrait qu'un
tiers de la circonférence du tube, on pourrait facilement,
et sans changer sa forme, se borner à adosser, par l'inflexion de l'intestin, la demi-circonférence supérieure de
la plaie avec l'inférieure. L'opération est alors prompte
et facile, et l'on peut en attendre d'heureux résultats.
Dans les cas de perte de substance plus étendue, elle
est plus longue et plus difficile; mais elle paraît expo-
ser le malade à moins de dangers que ne lui en feraient
courir l'établissement et l'existence d'un anus anormal.
On n'hésitera pas à mettre notre procédé en usage , si l'on

réfléchit qu'une altération de cette nature entraîne l'établissement d'une fistule stercorale, trop souvent incurable par les seules ressources de la nature.

3.º Une zone entière du tube a été enlevée, et le mésentère lui-même a dû être incisé. Dans de semblables conditions, il ne nous paraît pas rationnel de tenter l'entéroraphie, et nous préfèrerions, dans tous les cas, l'établissement d'un anus anormal. Il est facile de prévoir que l'état général est ici beaucoup plus fâcheux que dans les cas précédents; d'un autre côté, l'opération sera plus longue et probablement assez difficile, en raison de la différence de dilatation des deux bouts de l'intestin. Le bout supérieur est souvent alors le siége d'altérations qui prédisposent à une section très-prompte ou à une inflammation trop vive. Enfin le bourrelet valvulaire occupant toute la circonférence du tube, sera un obstacle dangereux à l'évacuation des matières liquides qui encombrent le bout supérieur, et dont la sortie est si nécessaire au soulagement des malades.

Il se peut cependant que notre procédé soit encore appelé à rendre un grand service dans ces circonstances, en effectuant l'adossement préalable des deux bouts de l'intestin, et en préparant ainsi de grandes chances pour la guérison de l'anus artificiel. Ce serait à peine ajouter quelque chose à la gravité de l'opération que d'accoler ainsi les deux bouts l'un à l'autre, dans l'étendue de 5 à 6 centimètres, et l'on conçoit quelle sûreté et quelle facilité il en résulterait plus tard pour l'application de l'entérotôme de Dupuytren. Serait-il permis de tenter quelque chose de plus? Pourrait-on, ainsi que nous l'avons fait sur des chiens, pratiquer une perte de substance sur le bord libre de chacun des deux bouts , à 6 ou 8 centimètres de son extrémité , adosser ces deux ouvertures de manière à établir une large fistule intestinale constituant un gage à peu près certain de la guérison spontanée de l'anus anormal. Les avantages d'une tentative de ce genre consisteraient à agir sur des portions moins altérées et pour ainsi dire saines , et à laisser néanmoins une large issue extérieure aux matières intestinales. Mais on ne saurait se dissimuler que ces avantages pourraient être compensés par de sérieux inconvénients. Il y aurait à craindre que cette nouvelle opération , nécessairement grave par elle-même , ne vînt augmenter les dangers qui menacent immédiatement le sujet, sans diminuer ceux qui accompagnent toujours l'établissement d'une fistule stercorale complète. Sans nous dissimuler les périls qui pourraient accompagner une pareille méthode , nous ne renonçons pas à l'espoir de la voir mettre en pratique dans quelques cas favorables.

Hernie crurale étranglée. — Opération. — Présence du cœcum et de l'intestin grêle. — Ouverture de ce dernier. — Emploi de la suture en piqué. — Guérison.

La femme Leclerc , âgée de 45 ans, fut prise , à la fin du mois d'août (25) 1842, do coliques et de vomissements avec constipation. Elle avait d'abord affirmé n'avoir aucune tumeur herniaire ; mais, le troisième jour de l'accident, elle découvrit dans l'aine gauche une tumeur dont elle n'avait jamais eu connaissance. A cette époque, la face était grippée, la constipation absolue , le ventre ballonné et sensible, les vomissements, glaireux et bilieux, à peu près constants, et il y avait eu de plus quelques parcelles de matières fécales ; le pouls était faible et concentré. L'opération fut jugée indispensable et pratiquée le dimanche 28 août, au matin. La tumeur occupait la partie inférieure de la paroi abdominale, et paraissait, au premier abord, répondre au canal inguinal plutôt qu'au canal crural. Elle était égale en volume à une petite noix , rénittente, et donnant à la percussion un son gazeux.

Une incision transversale de 10 centimètres faite parallèlement au ligament de Fallope, mais un peu au-dessus de lui, mit immédiatement à découvert les enveloppes propres de la tumeur. Après l'incision d'un feuillet fibreux assez dense, qui formait la première couche , on aperçut une enveloppe brune à laquelle cette couche fibreuse était en grande partie adhérente. Était-ce là l'intestin ? On pouvait le soupçonner à la couleur brun-marron de cette surface ; mais ce phénomène pouvait être aussi le résultat d'un épanchement sanguin dans le sac péritonéal. Ce qui nous porta à le croire, c'est que nous n'avions trouvé qu'une seule enveloppe propre, qu'elle était adhérente à celle que nous avions sous les yeux, et que celle-ci ne présentait pas, d'une manière nette, les caractères d'une portion d'intestin. Une légère ponction explorative fut faite avec la pointe du bistouri : il s'échappa aussitôt un flot de sang coagulé semi-liquide et quelques flocons jaunâtres ; enfin l'odeur de matières fécales, qui se fit sentir au moment où la tumeur s'affaissait complétement, ne laissa plus de doute sur sa nature. C'était bien l'intestin que nous venions d'ouvrir dans l'étendue de 3 à 4 millim.; les matières liquides ne s'échappaient point encore, ce qui démontrait leur interception complète par l'effet de l'étranglement. En cherchant à pénétrer autour du collet de la tumeur avec la sonde cannelée, nous aperçûmes en dehors et en bas plusieurs bosselures du cœcum plongées au milieu du tissu cellulaire de l'aine. Ces portions du cœcum, dépourvues de péritoine, tenaient évidemment à l'anse que nous avions découverte en premier lieu; mais, chose fort remarquable, elles n'étaient point étranglées comme celle-là. Leur coloration rosée, leur souplesse et l'absence de toute adhérence inflammatoire, prouvaient assez qu'elles n'étaient point soumises à une constriction dangereuse. Ces bosselures formaient deux digitations grosses comme une amande. Cependant le doigt et la sonde cannelée ne trouvaient pas plus de facilité à pénétrer dans l'anneau, d'un côté que de l'autre, et comme l'étranglement paraissait très-énergique, nous fîmes porter le débridement sur ces deux points. En dedans, vers le ligament de Gimbernat, qui fut divisé assez profondément; en dehors et en haut, sur le ligament de Fallope, qui fut également divisé dans une assez grande étendue. Cela fait, les matières liquides commencèrent à couler par la perforation intestinale, et formaient un jet délié quand on exerçait une légère pression sur le ventre. L'existence de cette perforation, l'adhérence de l'intestin blessé à ce que nous devions regarder comme le sac péritonéal, les adhérences celluleuses de la portion dépourvue d'enveloppe séreuse, formaient une série de complications qui rendaient la situation assez difficile. Nous pensâmes un moment à laisser l'intestin à l'extérieur ; mais, en l'examinant de près, il nous sembla qu'on pouvait l'isoler et peut-être le réduire. Les adhérences pathologiques et les adhérences celluleuses furent successivement attaquées avec l'instrument tranchant, et bientôt complétement détruites, en sorte que rien ne s'opposait à la rentrée de l'intestin, si ce n'est la perforation dont il était le siége. Cette difficulté n'était pas la plus redoutable à nos yeux : un point de suture en piqué devait suffire pour fermer cette petite ouverture, et nous ne devions pas balancer à y recourir. En effet, aussitôt après son application, les matières cessèrent de couler, et l'intestin put être repoussé en totalité. Comme il avait une certaine tendance à s'engager, on fit un léger tamponnement dans la plaie, ce qui aurait encore été nécessaire vu sa forme excavée et l'inflammation suppurative qui devait succéder au contact des matières fécales. Après l'opération, affaiblissement extrême. Potion huileuse à prendre dans la matinée. Au soir, selles abondantes ; les vomissements n'ont pas reparu depuis l'opération. Pouls développé accéléré, chaleur à la peau. Nuit assez bonne. Au lendemain matin, figure calme, sentiment de bien-être. Un peu de fièvre. Ventre souple.

Aucun accident ne survint dans les jours suivants, et la malade reprit, au bout de trois ou quatre jours, tous les attributs de l'état de santé. Seulement elle n'allait pas à la selle, et il fallut, vers le cinquième jour, lui donner une nouvelle potion huileuse. Vers cette époque, la suppuration de la plaie prit une odeur caractéristique de matières fécales, sans cependant devenir plus abondante. La couleur devint un peu brune. Vers le huitième ou neuvième jour, un purgatif devint encore nécessaire, à cause de la constipation. Vers le dixième ou douzième jour, on remarquait un léger érythême de la peau environnante, et un certain boursouflement des chairs, bien que la suppuration fût toujours peu abondante et sans que son odeur et sa couleur fussent plus sensibles. A partir de cette époque, ces accidents diminuèrent graduellement ; et comme les selles étaient toujours un peu paresseuses, une bouteille d'eau de Sedlitz fut donnée en deux fois, deux matins de suite, afin de tenir le tube en état de vacuité le plus possible. Ce moyen ne fut probablement pas sans influence ; toujours est-il que l'odeur disparut complétement vers le dix-huitième jour ; la suppuration prit un bon aspect, et la plaie commença à marcher rapidement vers la cicatrisation. Elle était, en effet, complétement fermée au vingt-huitième jour. Alors les selles étaient naturelles et l'état général excellent. Il faut remarquer que jamais la malade n'a ressenti, depuis l'opération, ni nausées ni coliques, rien en un mot qui se rattachât à un obstacle au cours des matières.

CHAPITRE III.

PLAIES PAR ARMES A FEU.

Application de la nouvelle suture aux plaies par armes à feu.

Jusqu'à ces derniers temps, l'entéroraphie n'avait été appliquée qu'au traitement des deux espèces de divisions que nous venons d'examiner précédemment. Mais, aujourd'hui, il y a peut-être lieu d'aller plus loin, et d'en étendre l'usage aux blessures par armes à feu, qui avaient été regardées jusqu'ici comme inaccessibles aux ressources de l'art, et abandonnées aux seules forces de la nature, malheureusement trop souvent impuissantes. M. Baudens, mettant en pratique une de ces inspirations hardies que le succès seul légitime, paraît avoir ouvert une nouvelle voie aux chirurgiens militaires. Ses intéressantes observations, les succès qu'il a obtenus dans des cas qu'on devait regarder comme désespérés, tendent à donner plus de confiance dans les moyens employés contre les autres genres de lésions intestinales, et peut-être ne lui a-t-il manqué, pour réussir plus complétement, qu'un procédé de suture moins imparfait que ceux dont il pouvait alors disposer.

Nouvelles observations de M. Baudens.

M. Baudens ne craint pas de porter « le bistouri sur
» la perforation que le projectile a faite à la paroi abdo-
» minale, afin d'en agrandir les dimensions, de pour-
» suivre jusque dans cette cavité l'examen du trajet
» qu'il a parcouru, et de porter aux lésions intestinales
» un remède prompt et efficace. On introduit facilement
» le doigt dans le ventre à travers la perforation, et,
» avec la pulpe de ce doigt, on étudie la forme de l'ou-
» verture péritonéale. On juge si elle est directe ou obli-
» que, pour savoir dans quelle direction il faut pour-
» suivre les parties lésées. On sait que les blessures
» intestinales sont presque toujours situées immédia-

» tement derrière l'ouverture péritonéale. Or, ceci est
» si vrai, que c'est ordinairement là qu'ont lieu les
» adhérences entre l'intestin vulnéré et la paroi abdo-
» minale, et que, si une anse intestinale vient à sortir
» par la plaie, c'est presque constamment elle qui a
» subi une solution de continuité. Ayant remarqué que
» les bouts de l'intestin qui viennent d'être déchirés par
» une arme vulnérante, se resserrent d'une manière spas-
» modique, qu'ils deviennent très-durs et comme car-
» tilagineux, de mous qu'ils étaient, j'ai mainte fois re-
» connu cet état, en plongeant le doigt dans l'abdomen.
» Il est inutile alors de prolonger les recherches, et
» de vouloir mettre le doigt dans la plaie (*intestinale*),
» car on doit être assuré que celle-ci existe. A ce signe
» caractéristique, s'en joignent d'autres non moins positifs,
» tels que l'issue des matières contenues dans les ca-
» naux qui ont été perforés, matières dont le doigt est
» toujours plus ou moins imprégné, et dont l'odeur
» pourra souvent faire connaître la portion d'intestin
» lésée; matières enfin qui s'échappent souvent par la
» plaie avec une certaine quantité de sang. M. Jobert a
» fait remarquer avec raison que la contraction spontanée
» de l'intestin, dans le siége de la solution de conti-
» nuité, s'opposait, pendant les premiers moments, à
» l'issue des matières solides; mais que les gaz pouvant
» néanmoins se faire jour, leur épanchement déterminait
» de très-bonne heure une tympanite qu'il donne comme
» signe caractéristique de la crevasse intestinale. Il faut
» tenir compte de cet indice, et comprimer la paroi ab-
» dominale, afin de forcer le gaz a sortir par la plaie,

» sortie qui déterminerait, à travers le sang obstruant
» l'ouverture faite par le plomb, des bulles qui en feraient
» nécessairement constater la présence (1). »

M. Baudens rapporte ensuite plusieurs faits à l'appui
de la pratique qu'il propose : dans l'un deux, l'anse blessée
fut amenée au dehors; on pratiqua l'entéroraphie, et le
malade guérit. Dans un autre, la mort survint le troisième jour, et l'autopsie fit voir une troisième perforation intestinale qui avait échappé aux recherches de
l'opérateur. Malheureusement, il en sera souvent ainsi,
parce que l'expérience démontre que la brèche formée
par la balle est souvent multiple.

Conclusions légitimes de ces observations.

Cependant, les signes fournis par M. Baudens, pour
reconnaître la lésion intestinale, donnent à la pratique
qu'il conseille un caractère de certitude suffisant pour
lever la prohibition posée à ce sujet par presque tous
les chirurgiens qui l'ont précédé. Ces signes sont
d'ailleurs la conséquence naturelle des faits qui se passent sous nos yeux, dans les expériences sur les animaux, et qui ont été exposés récemment avec autant
de lucidité que d'exactitude par M. Philippe Boyer. Il
est facile de comprendre que les intestins, qui se con-
tractent et se durcissent avec tant de rapidité, dès qu'ils
sont exposés à l'air et attaqués par un instrument tranchant, donnent naissance aux mêmes phénomènes, lorsqu'ils sont blessés dans l'intérieur de l'abdomen.

(1) *Traité des pl. d'arm. à feu*, p. 326.

Le mode d'application de notre procédé de suture à la suite des plaies d'armes à feu , se rapproche à beaucoup d'égards de celui que nous avons indiqué en parlant de la gangrène intestinale.

Règles de conduite pour l'emploi de la suture en piqué.

1.º Si la perte de substance , offrant une forme plus ou moins arrondie, comprenait le tiers, la moitié ou les trois quarts de la circonférence de l'intestin, on devrait adosser les deux demi-circonférences. en coudant l'intestin sur lui-même. Il importe toujours de donner à la plaie la forme elliptique, en la prolongeant suivant l'axe longitudinal de l'intestin.

2.º Si la perte de substance était exclusivement dirigée suivant la longueur du tube, comme une large boutonnière faite dans ce sens, il y aurait encore lieu d'employer le même moyen, et de donner à la plaie la forme elliptique, en pratiquant une petite excision sur le milieu de chacune de ses lèvres.

Cette inflexion de l'intestin n'a pas l'inconvénient de rétrécir son canal autant que pourrait le faire le simple renversement des bords. Dans tous les cas, il importe de bien s'assurer qu'on agit sur des parties saines.

3.º Si la balle a divisé complétement ou presque complétement le tube, on devra faire la suture comme pour les plaies simples de cette espèce, après avoir avivé les bords.

4.º S'il existait deux ouvertures à une certaine distance l'une de l'autre, et susceptibles, par leur forme et leur position, d'être adossée l'une à l'autre, c'est ce dernier parti qu'il faudrait préférer.

CHAPITRE IV.

EXPÉRIENCES SUR LES ANIMAUX VIVANTS.

Expérience première. — Guérison au quatrième jour.

Sur une chienne de petite taille, âgée de six mois, vive et bien portante, nous avons pratiqué la section complète du canal intestinal. Une complication embarrassante résulta de l'engorgement complet de l'anse divisée par une masse de ténia qu'il fallut arracher avec la pince des deux bouts de l'intestin. On ne parvint point à en débarrasser entièrement le tube dans lequel ils s'étendaient au loin. La suture fut cependant exécutée avec plus de facilité que nous ne l'espérions, et surtout avec une parfaite régularité. L'intestin, qui était sorti en grande partie, fut ensuite réduit, et la plaie extérieure fermée par trois points de suture.

Le lendemain, l'animal paraît abattu, il ne se lève guère, et ne se soutient que difficilement; il refuse la nourriture.

Le troisième jour, il fait quelques pas d'une manière plus assurée, flaire le manger et boit le liquide. Il paraît infiniment mieux.

Le quatrième jour, il a repris en grande partie sa vivacité et son apparence de santé; il se promène, joue quand on le flatte, et paraît hors de danger. Il mange peu.

Cinquième jour, même état.

Au huitième jour, il paraissait entièrement guéri; mais il ne mangeait pas encore autant qu'avant l'opération.

Au quinzième jour, retour complet de sa vivacité et de son bon appétit primitif.

Pendant cinq mois et demi qui s'écoulèrent depuis cette opération jusqu'à la mort de cette chienne, elle n'a pas cessé de donner les signes de la plus parfaite santé. Elle a mangé des os, et n'en a point été incommodée. Elle est devenue pleine, et a heureusement mis bas.

Nécropsie au bout de cinq mois et demi, la mort ayant été déterminée par l'ouverture des gros vaisseaux.

Le point blessé est facilement reconnaissable au léger sillon circulaire que présente l'intestin grêle dans cet endroit, et à une sorte d'induration du tissu qui forme cet anneau. Cette portion du tube a contracté des adhérences d'ailleurs assez lâches et assez bornées avec une anse voisine et avec l'épiploon. L'intestin ayant été ouvert au-dessus de la cicatrice, on introduisit dans sa cavité une sonde de femme, représentant bien les trois quarts du diamètre de cette cavité. Cette sonde franchit sans difficulté l'anneau valvulaire. En examinant ce repli anormal, on remarque qu'il a disparu dans la moitié de la circonférence de l'intestin. Dans l'autre moitié, il représente une espèce de valvule connivente un peu épaisse, mais parfaitement souple. Il faut cependant dire que la portion inférieure du tube parut un peu plus étroite que celle qui était au-dessus du point blessé.

Expérience seconde. — Mort au bout de trente-six heures.

Une chienne de deux ans, d'une taille un peu au-dessus de la moyenne, mais affaiblie par la misère et de mauvais traitements, fut opérée de la même manière

que la précédente. L'ouverture du ventre fut un peu
lente, et l'intestin difficile à amener au-dehors. Il fallut
introduire plusieurs fois le doigt dans l'abdomen, avant
de pouvoir amener une anse intestinale. Après la section
complète, je pratiquai la suture en piqué; mais, ayant
eu le malheur de passer une des aiguilles à travers un
fil, il me fallut recommencer. De plus, en la terminant
du côté du mésentère, je ne pus opérer un renversement
bien complet, ayant piqué trop près du bord saignant
de l'intestin. Ces diverses conditions devaient rendre
douteux le succès de cette opération. L'animal succomba,
en effet, au bout de trente-six heures, après avoir présenté une grande faiblesse et des vomissements abondants.

Nécropsie:

Épanchement de liquide trouble dans l'abdomen. In-
jection de l'épiploon et de la tunique séreuse des intestins. Le rein droit était transformé en un kyste qui ren-
fermait deux énormes strongles. Les deux bouts de l'intestin sont déjà agglutinés par une couche pseudo-membraneuse résistante, qui passe de l'une à l'autre, par-
dessus le sillon résultant de leur rapprochement. Mais
il existe près du mésentère deux petites érosions dans
cette couche fibrineuse. Elles sont l'aboutissant d'un petit trajet fistuleux qui s'ouvre d'autre part dans l'intestin, entre les deux lèvres de la plaie. Cet accident a été
la suite du renversement inégal et incomplet des bords
saignants. Dans certains points, le repli valvulaire est
trop long, et dans d'autres il est trop court. Dans le point
fistuleux, le bord saignant était accidentellement resté

interposé entre les séreuses adossées, ce qui a empêché la réunion et favorisé l'épanchement de quelques matières liquides sous la fausse membrane extérieure. D'un autre côté, cet épanchement paraît avoir été favorisé par l'oblitération momentanée du tube, oblitération attestée par le volume très-grand du repli valvulaire, par son renversement du côté de l'estomac, et par une légère dilatation de l'intestin au-dessus de cette valvule. C'est là, sans doute, ce qui explique les vomissements observés pendant la vie chez cet animal. Les fils sont encore en place, et faciles à découvrir, bien que cachés au premier abord par le gonflement des parties. L'anse intestinale, blessée, a contracté de fortes adhérences avec la portion d'intestin qui lui fait suite, avec le mésentère et avec l'épiploon. Toutes ces parties forment une virole embrassant les trois quarts de la circonférence du tube en ce point.

Expérience troisième. — *Guérison au sixième jour.*

Sur un chien un peu au-dessus de la taille moyenne, jeune et très-vigoureux, je pratiquai successivement : 1.º Une plaie longitudinale de 4 centimètres d'étendue ; 2.º une plaie transversale de 2 centimètres ; 3.º une perte de substance sur le bord libre de l'intestin, de forme arrondie, ayant le diamètre d'une pièce de 50 cent.; 4.º une perte de substance parfaitement semblable à la première, et située à 15 cent. de celle-ci. La plaie transversale et la plaie longitudinale furent promptement recousues à l'aide de notre procédé. Les deux pertes de substance furent ensuite mises en regard, et leurs bords adossés par la même suture , formant un cercle complet autour de cette large voie ouverte entre deux portions de l'intestin. Cette triple opération rendit l'expérience assez longue, et cependant il fallut encore la prolonger en ouvrant le larynx de cet animal, pour empêcher ses cris de parvenir aux malades d'une salle située au-dessus de l'amphithéâtre.

Pendant les trente-six heures qui suivirent immédiatement l'opération, faiblesse, abattement complet. L'animal refuse même à boire. Au bout de quarante-huit heures, il avait repris un peu de forces, et paraissait moins abattu. Dans le courant du troisième jour, l'animal parut sensiblement mieux ; il manifesta une certaine avidité à la vue d'un morceau de pain. A la fin du quatrième jour, il présentait une amélioration croissante et l'apparence d'une guérison prochaine. Au commencement du sixième jour, l'animal continuait d'aller de mieux en mieux. Il recommença alors à manger, et sans accidents. Au septième jour, l'état était tel, que l'animal devait être considéré comme guéri.

Nécropsie, dix-neuf jours après l'expérience, l'animal ayant été empoisonné avec de la strychnine.

1.º Plaie transversale. Elle a donné lieu à la formation d'un bourrelet valvulaire saillant dans la cavité de l'intestin, formé par les lèvres de la plaie renversées en dedans, et gonflées par l'inflammation dont elles sont le siége. On aperçoit encore à sa base quelques-uns des fils qui ont servi à faire la suture. Extérieurement, on remarque l'adhérence lâche et bornée d'une anse voisine et de l'épiploon, sur le point même où s'est effectuée la réunion.

2.º Plaie longitudinale légèrement oblique. On remarque à l'intérieur le même bourrelet valvulaire; extérieurement, l'adhérence de deux portions intestinales
différentes à une certaine distance de la plaie, et de l'é-
piploon sur la plaie elle-même.

3.º Fistule intestinale. Elle est largement ouverte; elle
peut admettre l'extrémité du petit doigt. Elle est formée
par la réunion solide des deux ouvertures adossées. On
distingue encore un cercle excentrique, formé par la
série continue des points de suture, dont quelques-uns
sont encore en place. Légère diminution de volume de
l'anse comprise entre ces deux ouvertures. Adhérence extérieure de l'épiploon du côté opposé au mésentère, dans
le sillon qui sépare les deux anses adossées.

Expérience quatrième. — Guérison au quatrième jour.

Un caniche, en très-bon état de santé, fut soumis
à l'expérience de la même manière que le précédent,
quant à l'adossement de l'intestin, après double perte de
substance. De plus, on pratiqua plus loin une plaie spiroïde d'une longueur de 4 centimètres, qui fut également
fermée par notre procédé. L'opération fut prompte et facile; l'animal parut à peine abattu, après avoir été détaché. Le soir et le lendemain matin, il présentait également des signes de vivacité. Au bout de quarante-huit
heures, l'animal restait encore couché, mais il offrait
toujours le même état satisfaisant. A la fin du troisième
jour, l'état est parfaitement bon. Dans le courant du quatrième, l'animal se lève et marche pendant presque toute
la journée; il mange avec appétit. Au cinquième jour, il

devait être considéré comme entièrement guéri. Sa vivacité, sa force et son appétit ne se sont pas démentis un seul instant depuis.

Nécropsie, soixante jours après l'expérience, l'animal ayant été tué par l'ouverture des gros vaisseaux.

1.º Plaie spiroïde. La cicatrice extérieure, parfaitement régulière, est le siége d'une adhérence très-bornée de l'épiploon. Le bourrelet intérieur est moins volumineux que chez les animaux qui ont été abattus au vingtième jour; mais il conserve encore un volume remarquable. Il est perforé à la base par un cordon de fil représentant à peu près tout celui qui a servi à faire la suture, et dont la persistance n'a donné lieu à aucune irritation locale. Ce fil a nécessairement coupé les parties qu'il embrassait, pour devenir ainsi libre dans l'intestin, et cependant il n'a pas déterminé la mortification et la chute du repli valvulaire; celui-ci est seulement séparé, vers le milieu de sa longueur, du point correspondant de la paroi intestinale, par un canal qui pourrait admettre une sonde n.º 3. La présence du fil dans ce sinus, deux mois après l'opération, fournit la démonstration complète de la loi que nous avions formulée, en disant que la chute du fil devait toujours avoir lieu du côté de l'intestin.

2.º Adossement des deux perforations. Extérieurement, adhérence de l'épiploon à la cicatrice, d'ailleurs parfaitement régulière. Intérieurement, les bords de la fistule intestinale sont formés par la réunion des deux muqueuses; ils sont parfaitement sains et réguliers. Le diamètre de la double perforation est moins considérable que dans la précédente expérience, ce qui explique pourquoi l'anse, comprise entre elles, n'est pas sensiblement diminuée de volume; on distingue encore très-bien les fils en place, et disposés circulairement autour de l'ouverture anormale. Leur présence n'est accompagnée d'aucune espèce de gonflement ni de rougeur.

Expérience cinquième. — Guérison au quatrième jour.

Une chienne de chasse de grande taille, déjà vieille, subit d'abord la section complète de l'intestin, qui fut traitée par notre procédé. On fit ensuite une plaie oblique de 15 millim., qui fut fermée par le même moyen. L'opération fut simple, facile et prompte.

Pendant la journée, cette bête ne parut pas fort abattue. Le lendemain matin, elle marchait et changeait de place sans signe de souffrances. Le second jour, l'animal resta couché et semblait plus malade; mais, pendant le troisième, il reprit une meilleure apparence. Les lèvres de la plaie du flanc, comprimées par les points de suture, par suite du gonflement inflammatoire, paraissent une cause de douleur. Après l'enlèvement des fils, l'animal se lève et marche plus facilement. Au quatrième jour, l'animal s'évade. Repris le cinquième, il paraît à peine un peu faible. Au sixième jour, il est complétement guéri.

Nécropsie, dix-huit jours après l'opération, l'animal ayant été empoisonné avec de la strychnine.

1.º Plaie transversale. Même saillie du repli valvulaire que dans les autres cas. Quelques portions de fil sont encore en place. Aucune adhérence sur la cicatrice extérieure, qui est très-régulière et peu apparente. Sur un des côtés, union très-lâche d'une anse voisine.

2.º Section complète. Renflement et consistance très-ferme de l'intestin dans ce point. Sorte de virole extérieure, formée aux trois quarts par l'épiploon et pour un quart par l'intestin replié sur la partie blessée. Bourrelet valvulaire considérable formant un cylindre qu'on pourrait croire fermé au centre, mais dont le canal central admet facilement une sonde de femme. La longueur de ce cylindre est de 8 millim. environ ; il offre également une consistance remarquable, comme tous ceux que nous avons observés à cette époque.

Expérience sixiéme. — Guérison au quatriéme jour.

Sur un chien épagneul de grande taille, assez âgé, je cherchai à pénétrer sur le flanc droit dans l'abdomen ; n'ayant pu y réussir, après quinze à vingt minutes de tentatives très-douloureuses, j'attaquai le flanc gauche. Il fallut encore beaucoup de temps pour pénétrer dans le ventre. L'intestin ayant été amené, je fis une perte de substance à son bord libre. Sa forme était elliptique ; son grand diamètre, de 3 centimètres ; le petit, de 2. Celui-ci était dirigé transversalement. Cette déperdition comprenait ainsi les deux tiers de la circonférence de l'intestin. Elle fut réparée par l'inflexion de l'anse blessée, en sorte que les bords de la plaie furent adossés et maintenus par mon procédé.

Un peu plus loin, je fis une plaie longitudinale de 4 centimètres environ, qui fut également réunie par cette méthode. Aucune expérience n'avait été plus longue et plus difficile, n'avait excité plus de douleurs et d'efforts dans l'animal. Après avoir été détaché et démuselé, il était complétement abattu.

Le lendemain, il ne paraissait pas très-souffrant; mais il restait toujours couché. Au bout de 24 heures, son état semblait plus satisfaisant. Au bout de 48 heures, il restait encore couché et paraissait oppressé, bien qu'il fît de temps en temps des mouvements étendus avec facilité. Vers la fin du troisième jour, l'animal restait encore habituellement couché; mais ses mouvements, quand il se levait, étaient aisés et faciles. Dès ce moment, sa guérison parut assurée. A la fin du quatrième jour, l'animal paraît encore un peu mieux. L'œil est bon, les mouvements assez fermes, rares. Les plaies extérieures sont enflammées, ce qui le gêne beaucoup pour se coucher. Dans le courant du sixième jour, cet animal manifesta beaucoup de vivacité et un grand appétit. Il se lève et marche facilement; il est évidemment en pleine santé.

Nécropsie, vingt-et-un jours après l'opération, l'animal ayant été empoisonné avec de la strychnine.

1.º Plaie longitudinale de 3 centimètres. Elle s'est trouvée dans la concavité d'une anse intestinale, en sorte que la cicatrisation s'est opérée avec une sorte de froncement. Le bourrelet intérieur est saillant, concave et ferme. Le canal admet une sonde de femme. Aucune adhérence extérieure à la cicatrice, qui est parfaitement plane et régulière.

2.º Grande perte de substance traitée par inflexion. La concavité d'une anse intestinale est venue se loger dans le sinus formé par la partie blessée et y adhérait, comme pour solidifier la cicatrice. Sur l'un des côtés, le mésentère adhérait à la partie blessée; elle était libre de l'autre. Renflement et fermeture de l'intestin dans ce point. Valvule intérieure semi-lunaire très-épaisse et très-ferme. Le calibre du tube est cependant susceptible d'admettre une sonde de femme.

Expérience septième. — Mort au commencement du sixième jour.

. Chien épagneul de grande taille, plus jeune que le précédent. L'incision des parois du ventre fut assez facile. L'intestin ayant été amené en dehors, je pratiquai d'abord une section complète, par une coupe oblique. Les deux bouts se trouvaient ainsi taillés en bec de flûte. Ils furent facilement réunis par une suture. Je pratiquai un peu plus loin une plaie longitudinale de 15 mill., qui fut également cousue par deux points de suture en piqué. Ayant ensuite fait plus loin une perte de substance d'un tiers de la circonférence, je l'adossai à une surface saine par le procédé habituel. Après l'opération, l'animal, très-abattu, restait encore debout. Au soir, il reste couché, mais il relève la tête à mon approche. Le lendemain matin, son état est on ne peut plus satisfaisant. Il serait impossible de supposer qu'il a subi une si grave et si longue opération. Au bout de 40 heures, l'animal paraît souffrant et fort abattu. Cet état dura pendant tout le troisième jour. A la fin du quatrième, il parut y avoir un peu d'amélioration. Elle ne se soutint pas pendant le cinquième jour, et l'animal succomba presque subitement, au commencement du sixième.

Nécropsie :

1.º Section complète et oblique. La réunion en est fort avancée, mais il existe sur le mésentère un point où elle n'a pas eu lieu. Adhérence parallèle d'une anse voisine, qui maintient, pour ainsi dire, les parties en contact. Valvule intérieure un peu moins saillante que dans les autres cas. La sonde de femme passe très-facilement.

2.º Adossement d'une large perforation contre une partie saine. Réunion complète et déjà fort solide, d'autant plus remarquable qu'elle s'était effectuée dans des circonstances locales entièrement défavorables. Les deux portions intestinales, ainsi adossées, s'étaient engagées dans l'ouverture faite aux muscles du ventre, et formaient la paroi postérieure d'un foyer purulent, qui s'était développé dans ces couches musculeuses. La cause de cet accident parut résider dans le décollement des lèvres de la plaie, qui avait été la suite des recherches du bout inférieur de l'artère épigastrique divisée pendant l'opération. Toujours est-il qu'il existait une infiltration purulente entre toutes les couches musculaires, infiltration très-étendue et à laquelle il paraît naturel de rapporter la mort de l'animal, puisqu'il n'existait pas de péritonite. La marche lente et progressive des accidents pendant la vie est d'ailleurs d'accord avec cette hypothèse. Une couche pseudo-membraneuse très-solide isolait l'intestin blessé, de ce foyer purulent, dont elle formait la paroi interne. Cette couche est encore visible sur les deux portions adossées. A l'intérieur du tube, la séreuse apparaît encore avec ses caractères au fond de la perforation. La muqueuse, renversée de son côté, y adhère.

On remarque, dans chacune des deux anses, le cercle formé par les fils, qui tous sont encore en place. Les intestins sont en général très-mous et visiblement altérés, sous l'empire de l'infection purulente à laquelle a succombé l'animal.

Expérience huitième. — Guérison au quatrième jour.

Un petit chien, âgé de 4 à 5 ans, d'une bonne santé, fut soumis à l'excision d'une petite partie du bord libre de l'intestin. Cette perte de substance comprenait un tiers environ de la circonférence du tube ; elle était arrondie et faite comme avec un emporte-pièce. L'intestin fut infléchi et les deux demi-circonférences de l'ouverture adossées à elles-mêmes, comme s'il ne s'était agi que d'une simple plaie transversale. Plus loin, je pratiquai une plaie longitudinale de 2 centimètres, et plus loin encore, une troisième plaie. Ces deux plaies furent ensuite adossées ensemble par notre procédé.

Pendant 24 heures, l'animal resta couché sans paraître très-abattu. Au bout de 48 heures, il est encore dans le même état. A la fin du troisième jour, l'animal est manifestement mieux. Au bout du quatrième, il se lève et marche avec la plus grande facilité. Il mange comme avant l'opération.

Nécropsie, vingt-cinq jours après l'opération, l'animal ayant été tué par l'ouverture des gros vaisseaux.

1.º Perte de substance traitée par inflexion. Légère adhérence de l'épiploon à la cicatrice extérieure. Le coude formé par le tube infléchi est peu marqué. Bourrelet valvulaire, en forme de croissant, occupant une partie du calibre de l'intestin, qui peut cependant admettre une sonde de femme avec facilité.

2.º Deux plaies longitudinales adossées ensemble. Ces deux plaies sont restées béantes, ainsi qu'il était facile de le prévoir. Il s'est donc établi une fistule intestinale, comme dans le cas où la guérison a été obtenue à la suite de plaies pénétrantes sans issue des intestins. La fistule intestinale est, du reste, assez étroite et hors de proportion avec la longueur des plaies primitives. L'orifice fistuleux a pris une forme arrondie ; on remarque qu'il est circonscrit par la rangée des fils qui formaient la suture. L'anse comprise entre les deux plaies n'a pas diminué de volume. Extérieurement, on voit, sur la ligne de réunion des deux intestins, une anse voisine lâchement adhérente.

Expérience neuvième. — Guérison au quatrième jour.

Un chien de chasse de grande taille, en bon état de santé, fut opéré de la manière suivante : une plaie longitudinale de 4 centimètres, pratiquée sur le bord libre de l'intestin, fut adossée par un procédé spécial contre un point sain du bord libre intestinal. La coaptation parut à peu près aussi exacte qu'à l'aide du procédé en piqué. Cependant, comme je l'exécutais pour la première fois, je ne pus arriver à une parfaite régularité.

Cet animal fut guéri, comme les autres, au quatrième jour.

Nécropsie, faite douze jours après la mort, l'animal ayant été tué par l'ouverture des gros vaisseaux.

L'épiploon et les anses intestinales voisines ont pris

adhérence autour du siége de la suture, en sorte qu'il n'est pas possible de la reconnaître extérieurement. A l'intérieur, on trouve les fils en place ; mais il est facile de constater que l'un deux, ayant cordonné, n'a pas été serré convenablement. Il en est résulté que les lèvres de la plaie n'ont pas été exactement appliquées sur le péritoine de la portion saine dans toute leur étendue. Il existe, en effet, dans un point circonscrit, un petit abcès qui s'ouvre exclusivement dans la cavité intestinale, et qui résulte évidemment de la pénétration des matières dans ce point, au-dessous des lèvres de la plaie. Partout ailleurs, celles-ci sont adhérentes au péritoine que l'on aperçoit au fond de l'intervalle qui existe entre elles.

Cette observation n'est pas complète, puisque la suture a été mal exécutée ; cependant elle a une certaine valeur. Remarquons d'ailleurs que cette méthode ne peut s'appliquer qu'aux plaies longitudinales, et qu'elle est, par conséquent, *exceptionnelle*.

RÉSUMÉ DES EXPÉRIENCES.

On aura remarqué que, sur neuf chiens, nous en avons perdu deux. Mais le premier a succombé par suite de son mauvais état de santé antérieur et de l'imperfection accidentelle de l'opération. La mort de l'autre est due à un accident encore plus étranger à notre méthode. En somme, pas un animal n'a succombé sous le coup de l'opération elle-même, et cependant l'on a pu se convaincre que nous n'avons pas craint d'en aggraver les chances par la multiplicité ou l'étendue des blessures. Si l'on compare ce résultat avec celui qu'ont donné les autres méthodes , on sera promptement éclairé sur leur valeur respective.

Malgré le nombre et la gravité des blessures, les chiens ont paru guéris, en général, au quatrième jour, et plus rarement leur état de souffrance s'est prolongé jusqu'au sixième.

Dans presque tous les cas, on rencontrait des adhérences entre les parties blessées et d'autres organes ; elles n'étaient, en général, ni aussi étendues ni aussi solides qu'on aurait pu s'y attendre.

Dans trois cas (expériences 3, 5, 6), le repli valvulaire a été trouvé, au bout de dix-huit à vingt-et-un jours, volumineux, engorgé, ferme, obstruant une grande partie du calibre de l'intestin. On remarquera que cet état diffère beaucoup de celui que M. Jobert dit avoir constaté dès le douzième jour. Dans deux cas (expériences 8 et 4), où les animaux ne furent sacrifiés qu'au vingt-septième et au soixantième jour, il était facile de constater une diminution graduelle et progressive de ces replis, qui conservaient cependant encore un volume assez considérable.

Dans presque tous les cas, on trouvait encore des portions de fil engagées dans les tissus, sans que leur présence parût déterminer la moindre irritation. Au bout de deux mois, tout le fil employé se trouvait encore à la base du repli valvulaire, dont il avait déterminé la section dans plusieurs points, sans altérer sa forme et par conséquent son intégrité. Au bout de six mois, nous n'avons trouvé aucune trace de fil.

Dans les deux cas devenus mortels, on a constaté que la consolidation, déjà très-avancée au bout de 36 heures, était pour ainsi dire complète au sixième jour. Ce résultat, auquel on pouvait s'attendre d'après les faits déjà connus, prouve que, lorsque deux ou trois jours se sont passés sans accident, on peut déjà concevoir de grandes espérances de guérison.

La diminution de calibre du tube, qui paraissait portée très-loin, était beaucoup plus apparente que réelle. Il restait toujours un canal de 4 à 5 millim. de diamètre. Ce qui prouve encore bien mieux l'innocuité de ces prétendus obstacles, c'est l'absence complète de troubles digestifs, malgré le nombre et l'étendue de ces replis valvulaires. Il est du reste certain que chez l'homme ils auront proportionnellement beaucoup moins d'étendue.

Dans tous les cas, la plaie extérieure a été fermée à l'aide de la suture à surjet.

La guérison a été datée du moment où l'animal se tenait debout et marchait volontairement, du moment qu'il reprenait les aliments. Cependant, à cette époque, les chiens étaient assez faibles pour qu'elle ne doive être considérée que comme l'entrée en convalescence. Mais, au moment où ils ont été sacrifiés, en général dix-huit ou vingt jours après l'opération, ils avaient repris tous les attributs de la plus parfaite santé (1).

(1) Ces expériences ont été pratiquées en présence d'un grand nombre d'élèves et de médecins, parmi lesquels nous pouvons citer :

Messieurs

Thibeaud,
Hélie,   } professeurs à l'École préparatoire.

RÉSUMÉ GÉNÉRAL DE NOS ÉTUDES SUR LA SUTURE INTESTINALE.

Le procédé qui vient d'être décrit présente des avantages spéciaux résultants à la fois de sa supériorité d'exécution et des applications variées dont il est susceptible.

On obtient par son secours l'adossement des surfaces séreuses, par un demi-renversement de chacune des lèvres de la plaie, ce qui permet d'éviter, dans les divisions complètes, les difficultés de l'invagination, la nécessité de distinguer, l'un de l'autre, les deux bouts de l'intestin, et l'incision du mésentère. Dans les cas de plaies incomplètes isolées, et mieux encore dans le cas de plaies multiples, il présente une incontestable supériorité.

BONNAFONT, chirurgien-major au 21.ᵉ léger.

GARNIER, aide-major au 8.ᵉ lanciers.

LEQUERRÉ, ex-chirurgien de 2.ᵉ classe de la marine.

BONAMY,
MALHERBE, } médecins suppléants de l'Hôtel-Dieu.
MAHOT,

DESTEZ,
GÉLUSSEAU, } docteurs en médecine.
GATERRE,

COX,
KOSTNWSKI,
DUVAL,
BAUSSANS, } élèves en médecine.
MAINGUET,
DROUET,
DIDIER,

Il permet d'adosser diverses parties de l'intestin, de manière à réparer, sans rétrécir le tube, de grandes pertes de substance. Quand il n'en existe qu'une, cet adossement s'effectue entre les deux moitiés de son pourtour, par la simple flexion de l'anse blessée. Quand il en existe deux, le rapprochement s'effectue entre deux anses isolées, et doit être suivi d'une communication anormale entre elles. C'est la reproduction du mécanisme à l'aide duquel la nature triomphe parfois, toute seule, des plus graves blessures de l'abdomen. Deux perforations, deux plaies, peuvent être ainsi juxtaposées et comme confondues ensemble ; ce n'est même plus pour nous une question à résoudre, que celle de l'opportunité d'une semblable méthode de traitement ; il nous paraît impossible qu'elle ne soit pas un jour exclusivement adoptée, pour ce genre de lésions. Nous avons même osé davantage dans nos expériences, puisque nous avons fermé une plaie, et même une perte de substance assez étendue, en fixant au-devant d'elle une anse intestinale saine ; mettant ainsi directement le péritoine en contact avec les matières fécales. Et cependant il nous paraît évident que ce n'est point à cette circonstance que fut due la mort de l'animal.

Ce procédé permet encore très-facilement d'adosser les deux bouts de l'intestin que l'on veut maintenir dans l'anneau, circonstance bien favorable au traitement ultérieur de l'anus contre nature.

Dans toutes les circonstances qui viennent d'être indiquées, l'occlusion des ouvertures accidentelles est tellement exacte, qu'elle ne laisse aucune chance à l'épanchement primitif ou consécutif de matières liquides ou de gaz intestinaux.

Dans tous les cas, la disposition des fils est telle, qu'ils ne sont pas même visibles du côté du péritoine, et que leur chute dans la cavité intestinale est assurée.

Dans aucun cas l'exécution de cette suture ne présente de sérieuses difficultés.

Enfin, il faut lui reconnaître l'immense avantage de permettre toujours la réduction de l'intestin après que les fils ont été coupés au ras du nœud, condition d'une grande importance, surtout en ce qu'elle entraîne l'occlusion de la plaie extérieure, qui prévient les dangers attachés à la pénétration de l'air.

Si donc nous ne nous sommes pas fait illusion, le procédé qui vient d'être décrit comporte bien la plupart des conditions qui peuvent rendre l'entéroraphie moins dangereuse, en détruisant les principales causes qui contrarient les efforts de la nature.

RÉSUMÉ STATISTIQUE DES EXPÉRIENCES.

NUMÉRO D'ORDRE.	ESPÈCE, AGE et force des chiens.	ÉTAT DE SANTÉ.	INDICATION DU NOMBRE ET DE L'ÉTENDUE DES PLAIES.	DURÉE de L'OPÉRATION.	DATE de L'OPÉRATION.	DATE DE LA GUÉRISON ou de la mort.	DURÉE DE LA ... après gué...
1.re expérience.	Chienne de petite taille âgée de 6 mois.	Très-vive et très-bien portante.	Section complète et transversale de l'intestin.	Opération facile et prompte.	6 mars.	Guérison au 4.e jour.	Cinq mois e (16 aoû
2.e expérience.	Chienne de chasse de moyenne taille âgée de 18 mois.	Maigre, mal nourrie, couverte de traces de coups.	Section complète et transversale de l'intestin.	Opération longue; la suture fut manquée et recommencée.	24 mars.	Mort au bout de 36 heures.	
3.e expérience.	Chien loup mâtiné, de moyenne taille, âgé de 3 ans.	Vigoureux et bien portant.	Une plaie longitudinale de quatre centimètres. Une plaie transversale de deux centimètres. Deux perforations, avec perte de substance, adossées ensemble. (Ouverture du larynx.)	Opération facile, bien qu'un peu longue.	26 mars.	Guérison au 6.e jour.	Dix-neuf (14 avr
4.e expérience.	Chien caniche de moyenne taille âgé de 3 à 4 ans.	Très-bon état de santé.	Une plaie spiroïde de quatre centimètres. Deux perforations avec perte de substance adossées ensemble.	Opération facile et prompte.	28 mars.	Guérison au 4.e jour.	Deux m (28 ma
5.e expérience.	Chienne de chasse de moyenne taille âgée de 4 ans.	État de santé assez médiocre.	Section complète transversale du tube. Plaie oblique de quinze millimètres.	Opération très-facile et très-prompte.	3 avril.	Guérison au 4.e jour.	Dix-huit j (21 avri
6.e expérience.	Chien épagneul de grande race âgé de 4 à 5 ans.	En très-bon état de santé.	Grande perte de substance incomplète et elliptique traitée par l'inflexion de l'intestin. Plaie longitudinale de trois centimètres.	Opération très-longue et très-difficile.	7 avril.	Guérison au 5.e jour.	Vingt-un (28 avr
7.e expérience.	Chien épagneul de grande taille âgé de 2 à 3 ans.	En très-bon état de santé.	Section complète et oblique. Plaie longitudinale de deux centimètres. Une perte de substance adossée à un point sain.	Opération facile, mais assez longue.	17 avril.	Mort au commencem.t du 6.e jour.	
8.e expérience.	Petit chien âgé de 4 ans.	En bon état de santé.	Une perte de substance traitée par inflexion. Deux plaies longitudinales adossées ensemble.	Opération facile et prompte.	2 mai.	Guérison au 4.e jour.	Vingt-cinq (27 mai
9.e expérience.	Chien de chasse de grande taille âgé de 3 à 4 ans.	En bon état de santé.	Une plaie longitudinale adossée à un point sain.	Opération facile.	4 juin.	Guérison au 4.e jour.	Douze jo (15 juin

EXPLICATION DES PLANCHES.

Planche première.

Fig. 1. — Premier point de la suture en piqué appliquée à une plaie longitudinale. Chacune des aiguilles, placées aux extrémités du fil, a traversé deux fois l'intestin dans une direction parallèle à la plaie, et à une distance de 4 ^{mm} de la lèvre correspondante. Le milieu du fil forme, à 4 ^{mm} au-dessous de l'angle inférieur de cette plaie, une anse qui constituera le premier échelon transversal, lequel est ainsi formé par un fil simple.

Fig. 2. — Premier temps du second point. Celui-ci s'accomplit comme le précédent, après que l'on a croisé les fils, en faisant passer à droite l'aiguille de gauche, et réciproquement. Chacune d'elles doit être portée, de prime abord, dans le trou de sortie du point précédent.

Fig. 3. — Le second point étant terminé, est séparé du premier par le deuxième échelon transversal, formé par deux fils marchant parallèlement, bien que croisés dans leur direction.

Fig. 4. — Disposition des fils à l'intérieur du tube. On observe une série d'anses latérales formant de chaque côté une ligne continue, parallèle à la plaie.

6

Fig. 5. — La plaie complétement garnie de points de suture. Le dernier dépasse l'angle supérieur de la plaie, comme le premier dépassait son angle inférieur. Le dernier échelon transverse est formé par un seul fil, comme le premier ; seulement il n'existe que lorsque les chefs sont croisés par un demi-nœud.

Fig. 6. — Manière dont s'opère le rapprochement et l'adossement des lèvres de la plaie, quand on tire sur les fils disposés transversalement, en refoulant les tissus placés derrière eux. Cette partie de l'opération est assez minutieuse, quand il existe plus de trois ou quatre points. Dans ce cas, il vaut mieux serrer, dès qu'on en a fait deux, et nouer les chefs, comme si l'on avait achevé de couvrir la plaie. On continue ensuite, sans couper les fils, comme s'il s'agissait d'une plaie nouvelle.

Planche deuxième.

Fig. 1. — Aspect extérieur de l'intestin, quand la suture a été exactement serrée et les chefs du fil coupés au ras du nœud. Les fils placés transversalement ne paraissent plus, et sont cachés au fond du sillon formé par la plicature des lèvres de la plaie ; il en est de même du nœud terminal.

Fig. 2. — Vue de l'intérieur de l'intestin. Le renversement des tuniques forme un repli saillant dans la cavité intestinale. Il a nécessairement 4 ^{mm} de hauteur ; son épaisseur est égale à deux fois celle des parois, sa longueur dépasse celle de la plaie. On observe à sa base la série continue des anses latérales, qui donnent une si grande solidité à la suture, et une si parfaite occlusion de la plaie.

Fig. 3. — Application de la suture en piqué aux plaies complètes du tube.

Fig. 4. — Application de la même suture à l'abouchement de deux pertes de substance. Il y a, dans ce cas, adossement des séreuses, sans renversement des lèvres de la division.

Fig. 5. — Aspect extérieur de l'intestin après l'adossement de deux anses perforées.

Planche troisième.

Fig. 1. — Vue intérieure de l'intestin après l'adossement de deux perforations. On remarque autour de l'ouverture anormale un cercle formé par la série continue des fils qui traversent alternativement d'un intestin dans l'autre.

Fig. 2. — Application de la suture en piqué à une perte de substance du bord libre de l'intestin.

Fig. 3. — Aspect de l'intestin après la terminaison de la suture. Il y a dans ce cas, comme dans les plaies transversales, adossement des séreuses, avec renversement des lèvres de la plaie. Mais il y a, de plus, inflexion du tube sur son bord libre. Inflexion qui doit être d'autant plus grande que la perte de substance est plus considérable.

Fig. 4. — Application de la suture en piqué à l'adossement des deux bouts de l'intestin, dans le cas de gangrène suite de hernie. La suture représenterait alors une ligne droite, comme dans la figure 6.

Fig. 5, 6, 7. — Dispositions diverses qu'on pourrait donner à ce genre d'adossement, toujours dans le but de favoriser l'application ultérieure de l'entérotome de Dupuytren.

Fig. 8, 9. — Procédé spécial, à l'aide duquel nous avons adossé une plaie longitudinale contre une partie saine du tube. Ce procédé donne un adossement presque aussi exact que la suture en piqué. Il est d'une exécution plus prompte. Les deux figures représentent la disposition des fils dans la cavité intestinale : la figure 8, du côté de l'anse blessée, dont la plaie est indiquée par une ligne longitudinale ; la figure 9, du côté de l'anse saine.

Fig. 10. — Autre procédé plus simple, mais moins sûr, qui pourrait être employé dans le même cas que le précédent.

Nantes, imprimerie de M.ᵐᵉ v.ᵉ Camille Mellinet. — 38,279.

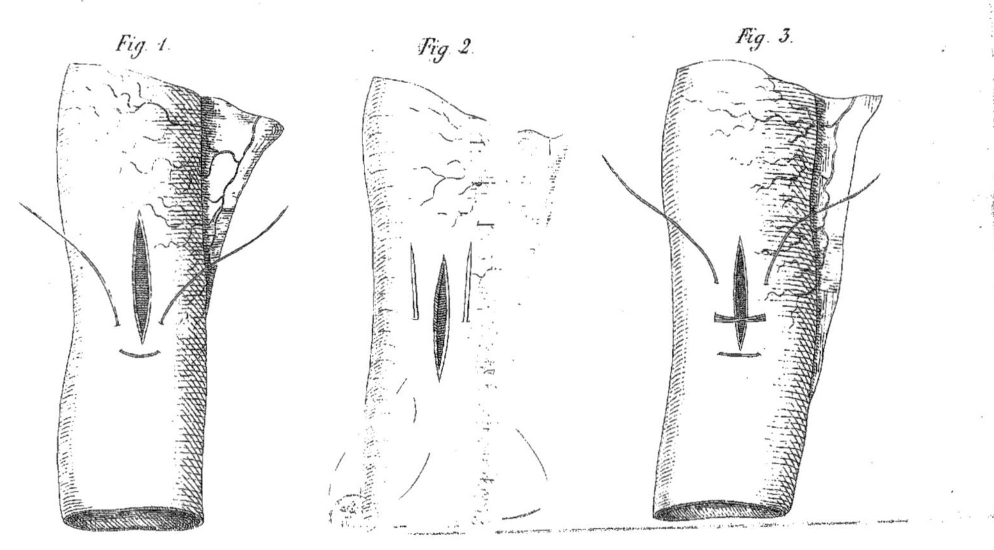
Fig. 1.
Fig. 2.
Fig. 3.

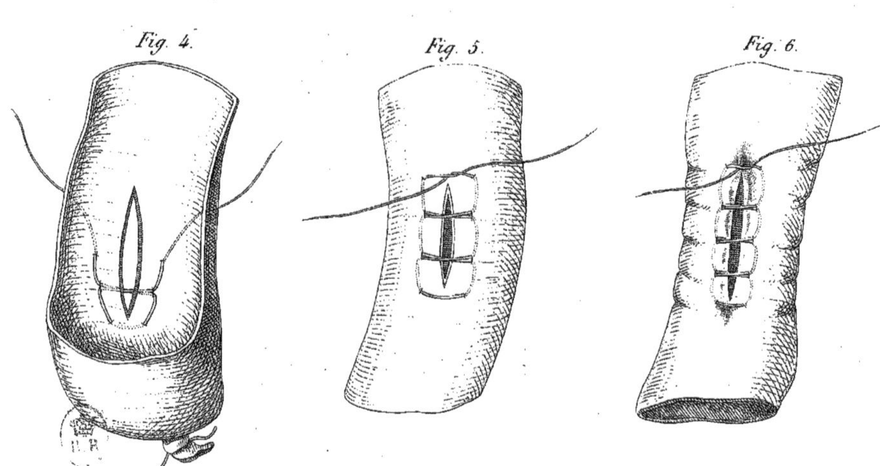

Fig. 4.
Fig. 5.
Fig. 6.
Lith. Charpentier, Nantes.

Fig. 1.

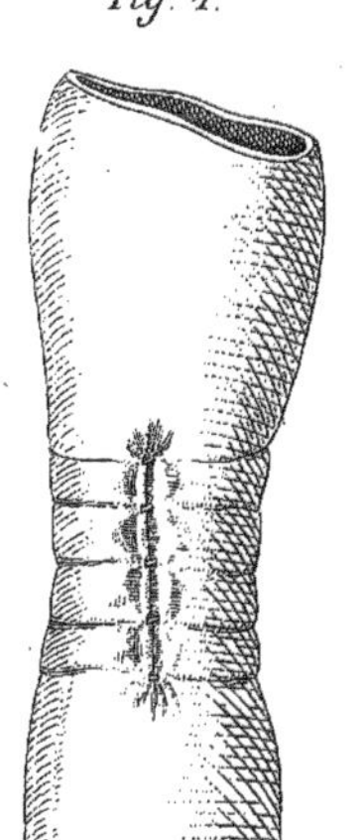

Fig. 2.

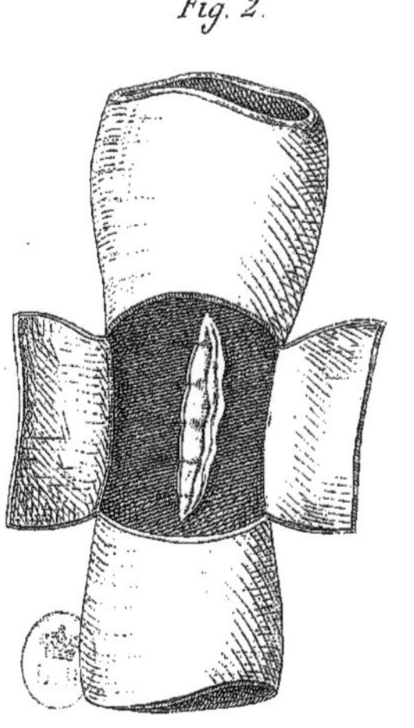

Fig. 3.

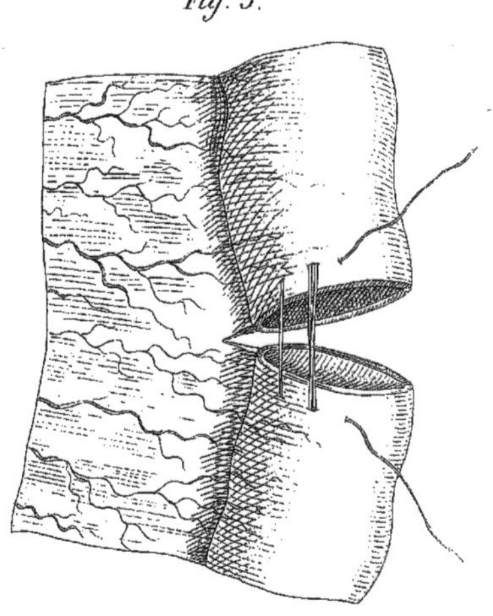

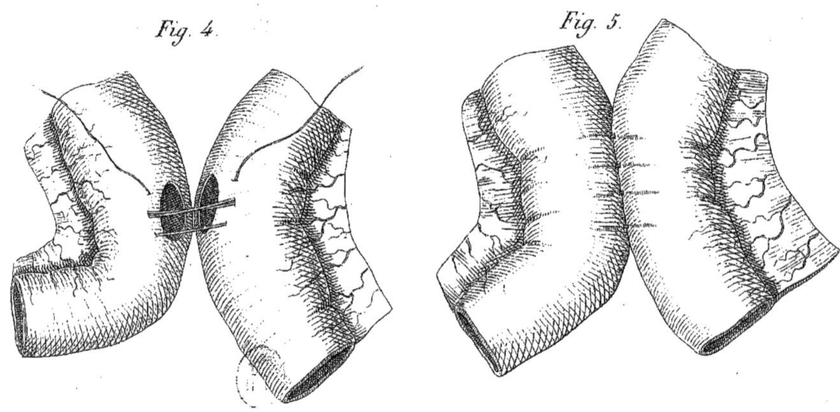

Fig. 4.
Fig. 5.
Lith. Charpentier, Par

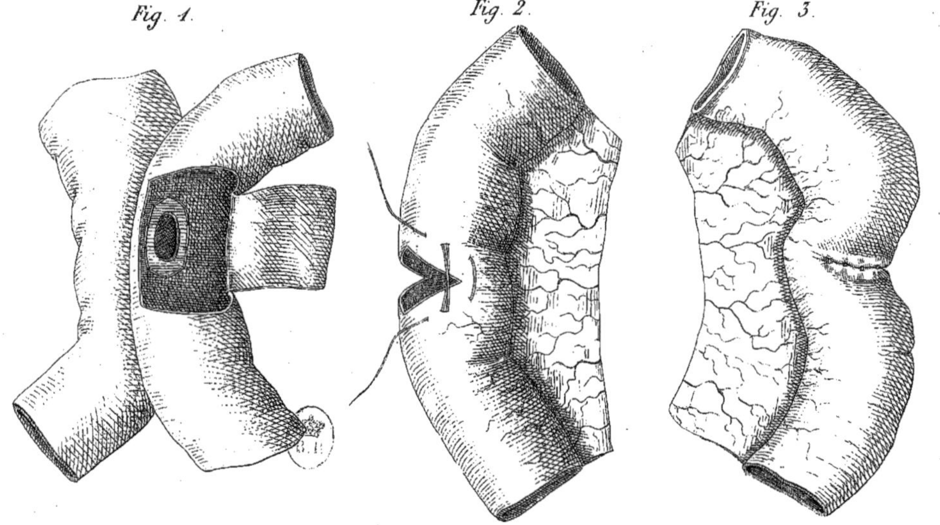
Fig. 1.
Fig. 2.
Fig. 3.

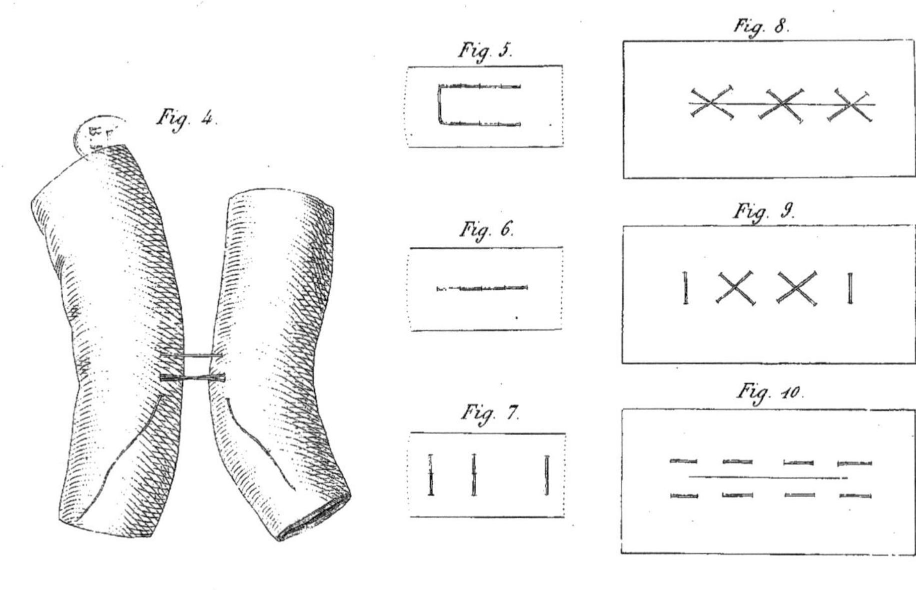

Fig. 4.
Fig. 5.
Fig. 6.
Fig. 7.
Fig. 8.
Fig. 9.
Fig. 10.